Anaesthesiology and Resuscitation
Anaesthesiologie und Wiederbelebung
Anesthésiologie et Réanimation

49

Editores
Prof. Dr. R. Frey, Mainz · Dr. F. Kern, St. Gallen
Prof. Dr. O. Mayrhofer, Wien

Intensivtherapie beim
akuten Nierenversagen

Bericht über das Symposion
am 26. und 27. September 1969 in Mainz

Herausgegeben von
E. Buchborn und O. Heidenreich

Mit 31 Abbildungen

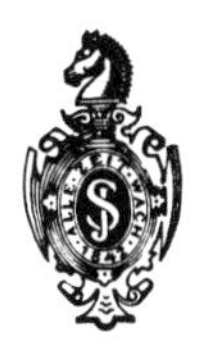

Springer-Verlag Berlin Heidelberg New York 1970

ISBN 3-540-04768-9 Springer-Verlag Berlin · Heidelberg · New York

ISBN 0-387-04768-9 Springer-Verlag New York · Heidelberg · Berlin

 Library of Congress Catalog Card Number 77-123309. Printed in Germany. Satz, Druck und Bindearbeiten: Universitätsdruckerei Mainz GmbH

Vorwort

Das akute Nierenversagen, das im letzten Weltkrieg als «Crush-Syndrom» wiederentdeckt wurde, hat seitdem mit der Häufung schwerer Unfälle und Intoxikationen, aber auch mit der Erweiterung unserer operativen und medikamentösen Behandlungsmöglichkeiten weiter zugenommen. Auch wird es infolge verbesserter Reanimationsverfahren bei früher oft tödlichen Vergiftungen, Kreislaufsituationen und Stoffwechselkrisen von den Patienten häufiger erlebt. In den letzten Jahren sind wesentliche Fortschritte bei der Behandlung dieses akut lebensbedrohlichen, aber prinzipiell reversiblen Krankheitsbildes gemacht worden. Die Verhinderung seiner kompletten Ausbildung durch rechtzeitige Anwendung osmotischer Diuretica oder rasch wirkender Saluretica bzw. seine Überbrückung durch Hämo- oder Peritonealdialyse in den schweren oligoanurischen Fällen haben seine Prognose erheblich verbessert. Seine Behandlung nach allgemein akzeptierten Grundsätzen ist heute fester Bestandteil der internistischen Intensivpflege und kann, zumindest in unkomplizierten Fällen, auch außerhalb spezieller Dialysezentren erfolgen. Voraussetzungen für erfolgreiche Durchführung einer Intensivtherapie des akuten Nierenversagens sind neben Erfahrung in der Behandlung von Nierenkranken und ausreichenden Möglichkeiten zu Laborkontrollen sowie genauer Einhaltung der Bilanzierungsprinzipien vor allem ausreichende pathophysiologische Kenntnisse über die zugrundeliegenden Störungen der Nierenfunktion. Deshalb wurden beim Symposion einleitend zunächst die Wechselbeziehungen zwischen Struktur und Funktion der Niere sowie die heutigen Kenntnisse über die pathophysiologischen Befunde und pathogenetischen Mechanismen des akuten Nierenversagens abgehandelt, ehe die Richtlinien der konservativen und der Dialysebehandlung diskutiert wurden. Die Notwendigkeit zur kooperativen Integration aller in der Intensivpflege tätigen Spezialisten veranlaßt uns, den Initiatoren der Mainzer Symposien über Anaesthesiologie und Wiederbelebung, Professor Dr. Dr. Lang und Professor Dr. Frey, besonders für die Gelegenheit zu danken, diese wichtige Thematik in interdisziplinärer Diskussion zu behandeln.

Köln und Aachen, April 1970 — Die Herausgeber

Inhaltsverzeichnis

Verzeichnis der Referenten

ASSAN, R., Dr., Faculté de Médecine de Paris, Chaire de Clinique médico-sociale du Diabète et des Maladies metaboliques, Hôtel Dieu, Paris (Frankreich)

BAUM, P., Priv.-Doz. Dr., II. Medizinische Universitätsklinik und Poliklinik Mainz

BLUMBERG, A., Dr., Medizinische Klinik, Kantonsspital Aarau (Schweiz)

BOHLE, A., Prof. Dr., Pathologisches Institut der Universität Tübingen

BUCHBORN, E., Prof. Dr., Medizinische Universitäts-Poliklinik und Medizinische Klinik, Köln-Merheim

DÉROT, M., Prof., Faculté de Médecine de Paris, Chaire de Clinique médico-sociale du Diabète et des Maladies metaboliques, Hôtel Dieu, Paris (Frankreich)

EIGLER, J., Priv.-Doz. Dr., Medizinische Universitäts-Poliklinik und Medizinische Klinik, Köln-Merheim

EDEL, H. H., Priv.-Doz. Dr., I. Medizinische Universitätsklinik München

FISCHBACH, H., Dr., Pathologisches Institut der Universität Tübingen

GESSLER, U., Prof. Dr., 4. Medizinische Klinik der Städt. Krankenanstalten Nürnberg

HEIDENREICH, O., Prof. Dr., Institut für Pharmakologie der Medizinischen Fakultät der Techn. Hochschule Aachen

HEINZE, V., Priv.-Doz. Dr., Medizinische Universitätspoliklinik, Freiburg/Br.

HELMCHEN, U., Dr., Pathologisches Institut der Universität Tübingen

JAHNECKE, J., Priv.-Doz. Dr., I. Medizinische Klinik und Poliklinik der Universität Mainz

KOPF, A., Dr., Faculté de Médecine de Paris, Chaire de Clinique médico-sociale du Diabète et des Maladies metaboliques, Hôtel Dieu, Paris (Frankreich)

MEYER, D., Dr., Pathologisches Institut der Universität Tübingen

REIFFERSCHEID, P., Dr., Pathologisches Institut der Universität Tübingen

THURAU, K., Prof. Dr., Physiologisches Institut der Universität München

Pathophysiologie des akuten Nierenversagens

Von **K. Thurau**

Aus dem Physiologischen Institut der Universität München

Die experimentelle Nierenforschung hat in der letzten Dekade ungewöhnlich zahlreiche und neue Erkenntnisse über die Grundmechanismen der Harnbereitung geliefert. Es versteht sich von selbst, daß eine Darstellung von pathophysiologischen Zuständen – wie das akute Nierenversagen – nur dann über einen descriptiven Wert hinausgeht, wenn diese Erkenntnisse über die normale Funktion der Niere bei der Klärung des pathophysiologischen Zustandes berücksichtigt werden. Eine solche Analyse geht folglich davon aus, daß der reversible pathophysiologische Zustand eine extreme Variante der Funktionsbreite darstellt und im Rahmen von normalerweise vorhandenen Regulationsprinzipien beschreibbar ist.

Das Bild des akuten Nierenversagens ist klinisch sehr einfach mit zwei Befunden beschrieben: a) Verminderung der Harnausscheidung trotz ausreichenden Flüssigkeitsangebotes, und b) Retention von harnpflichtigen Substanzen im Blut.

Die Retention von harnpflichtigen Substanzen mag bereits als ein Hinweis auf die Ursache der Oligurie betrachtet werden: Diese Stoffe gelangen in erster Linie über den glomerulären Filtrationsprozeß in den Harn, so daß eine Verminderung der glomerulären Funktion zwangsläufig zu einer Retention dieser Substanzen führt. Untersuchungen im akuten Nierenversagen haben bestätigt, daß in der Tat das Glomerulumfiltrat stark herabgesetzt ist [9, 13, 17, 30] und daß die Ursache dieser Filtratsenkung in einer renalen Vasoconstriction zu suchen ist [3, 13, 15, 19, 23, 28].

Von Ruiz-Guinazu [19] und von Oken u. Mitarb. [9, 17, 30] sind die postglomerulären Drucke in den Tubuli und Kapillaren mit der Mikropunktionstechnik gemessen worden. Damit läßt sich die Lokalisation von Strömungswiderständen in der Niere einengen: Eine Abflußbehinderung in den distalen Tubuli und Sammelrohren sollte zumindest in den proximalen Tubuli die Drucke ansteigen lassen. Dagegen werden Capillardrucke und Tubulusdrucke dann niedrig sein, wenn der Strömungswiderstand glomerulär oder prä-glomerulär lokalisiert ist. Die genannten Autoren haben übereinstimmend diese Drucke beim experimentell erzeugten akuten Nierenversagen niedriger als in der normalen Niere gefunden. Weitere Hinweise für eine Vasoconstriction haben schließlich die Messungen der Nierendurchblutung (Tab. 1) im akuten Nierenversagen erbracht [15, 17a, 24a]. Danach ist die Nierendurchblutung während des akuten Nierenversagens etwa auf 30% der Norm herabgesetzt.

Tabelle 1. *Nierendurchblutung während des akuten Nierenversagens beim Menschen*

Autor	Methode	Nierendurchblutung % der Norm
MUNCK [3, 15]	^{85}Kr	30
SUC [24a]	N_2O	25
RENNER [17a]	N_2O	25
REUBI et al. [17b]	Farbstoffverd.	40
SHALDON et al. [25a]	Farbstoffverd.	40

Vom pathophysiologischen Standpunkt aus stellt sich die Frage nach dem Mechanismus und der funktionellen Bedeutung oder dem Warum der Vasoconstriction und der Filtraterniedrigung. Dieser Frage kann man nur nachgehen, wenn man einige Grundlagen der Nierenphysiologie berücksichtigt:

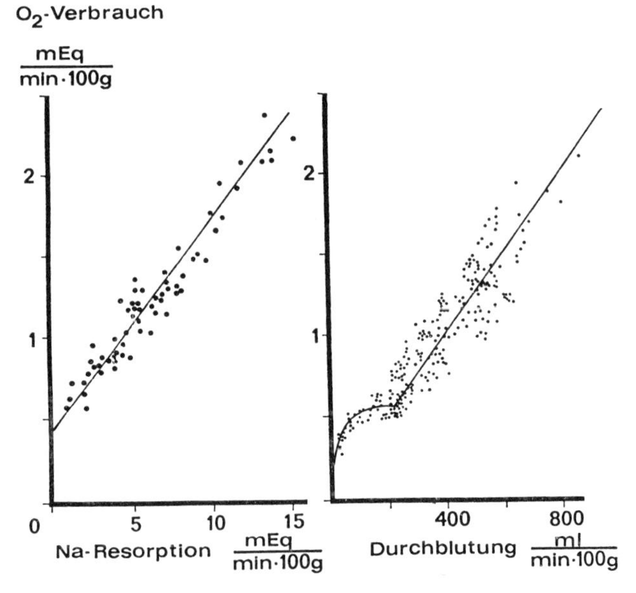

Abb. 1. Beziehung zwischen Sauerstoffverbrauch der Niere und tubulärer Na-Resorption (linkes Diagramm) und Nierendurchblutung (rechtes Diagramm). (Aus DEETJEN u. KRAMER [6])

In den 2 gesunden Nieren des Menschen werden pro min etwa 150 ml eiweißfreies Plasma in die Tubuli filtriert. Energetisch betrachtet ist dieser Filtrationsprozeß nicht eine Funktion der Niere, sondern des Kreislaufes oder letzthin der Herzmuskulatur, die den Filtrationsdruck erzeugt. Dagegen ist die Resorptionsarbeit der Tubuli, durch die nahezu das gesamte Filtrat wieder resorbiert wird, an die renale Energiebereitstellung gekoppelt. Als erster Schritt in der tubulären Volumenresorption erfolgt die aktive NaCl-Resorption, der passiv die Wasserresorption folgt. Die überragende Bedeutung der aktiven NaCl-Resorption für die Höhe des Nierenstoffwechsels wurde vor etwa 10 Jahren durch Bestimmung des renalen O_2-Verbrauches in Abhängigkeit von der tubulären NaCl-Resorption [6, 26] erkannt und ist in Abbildung 1 dargestellt. In der Warmblüterniere entfallen etwa ¾ des O_2-Verbrauches auf die aktive Resorption des gefilterten Natriums. Die restlichen 25% des renalen O_2-Verbrauches, die nicht in Beziehung zur Na-Resorption stehen, werden als basaler O_2-Verbrauch bezeichnet. Er beträgt etwa 0,1 mMol O_2/min/100 g Niere, wobei angenommen wird, daß in diesen Basisumsatz energieverbrauchende Prozesse zur Strukturerhaltung eingehen. Aus der Beziehung des suprabasalen O_2-Verbrauches zur resorbierten Na-Menge läßt sich errechnen, daß pro 1 Eq transportierten Natriums 32–35 mMol O_2 verbraucht werden.

Nach diesen Betrachtungen wird es deutlich, daß der Volumen- und Na-Bestand des Organismus nur dadurch gewährleistet bleibt, daß 1. die Tubuluszellen durch aktive Transportprozesse in der Lage sind, das große Filtratvolumen in die peritubulären Capillaren wieder zu resorbieren, und 2. daß die Höhe des Glomerulumfiltrates der Resorptionskapazität der Tubuli angepaßt ist. Diese an den Stoffwechsel gebundenen Funktionen lassen sich als die NaCl- und volumenkonservierende Funktion der Tubuli beschreiben, wodurch das Volumen des Organismus gesichert bleibt.

Die gegenseitige Abstimmung und Anpassung von druckpassiver Filtratbildung und aktiver Rückresorption wird in der Nierenphysiologie im weitesten Sinne als *glomerulo-tubuläre* Balance bezeichnet und beinhaltet ein Regulationsphänomen. Im Zusammenhang mit dem akuten Nierenversagen interessieren besonders solche Mechanismen, die zu einer Verminderung des Glomerulumfiltrates dann führen, wenn primär die NaCl- und volumenkonservierende Funktion der Tubuli (Resorptionskapazität) eingeschränkt ist.

Die entwickelte Theorie, wonach sich die Herabsetzung des Glomerulumfiltrates als eine Anpassung an eine primär verminderte Resorptionsleistung des Tubulusepithels auffassen läßt, kann man am einfachsten anhand eines Befundes aus der Literatur des akuten Nierenversagens verdeutlichen: 1964 wurde aus der Inneren Klinik der Universität von North Carolina ein postchirurgisches Nierenversagen mit Harnausscheidungen bis über 100 ml/min veröffentlicht [31]. Die Messung der Inulinclearance ergab, daß das Filtrat in diesem Fall nicht eingeschränkt war, es betrug im Mittel etwa 140 ml/min (Abb. 2). Die Zusammensetzung des Harns (NaCl, Glucose, Harnstoff, K) zeigte das Unvermögen der Tubuli, Substanzen in normalen Mengen zu resorbieren. Wegen des normal hohen Glomerulumfiltrats kam es bei diesem Patienten auch nicht zu einer Retention von Harnstoff im Plasma. Es bedarf keiner großen Erklärung, daß dieser Patient nur dadurch am Leben erhalten werden konnte, daß große Volumina infundiert wurden. Es läßt sich berechnen, daß andernfalls nach etwa 2–3 Std der gesamte NaCl-Bestand des Organismus mit dem Harn ausgeschieden worden wäre.

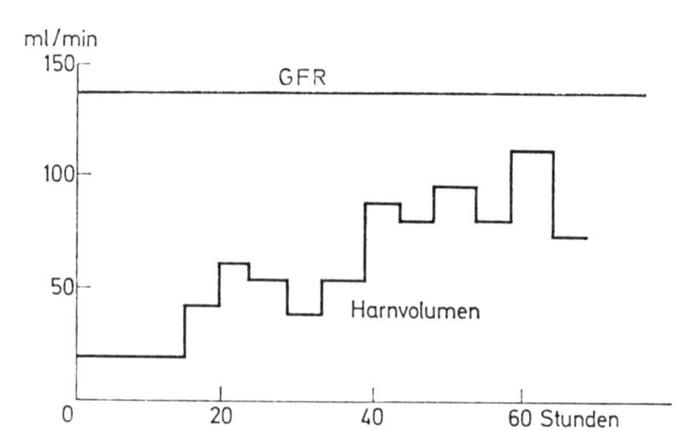

Abb. 2. Massive Polyurie bei einem Patienten mit akutem Nierenversagen und normalem Glomerulumfiltrat. (Aus WITTE et al. [31])

Dieser Fall veranschaulicht die Bedeutung der Filtrateinschränkung für die NaCl- und Volumenkonservierung in einer Niere, deren Tubulusfunktionen primär geschädigt sind. Das bereits weiter oben dargestellte Problem der glomerulo-tubulären Balance, wonach der Volumen- und NaCl-Bestand des Organismus u. a. nur dann erhalten werden kann, wenn die Höhe des Glomerulumfiltrates der Resorptionskapazität der Tubuli angepaßt ist, stellt sich im akuten Nierenversagen in einer extremen Form dar. Bei primär verminderter tubulärer Resorptionskapazität bleibt die glomerulotubuläre Balance dann erhalten, wenn das Glomerulumfiltrat entsprechend herabgesetzt wird. Der drohende Volumenverlust, der in dem geschilderten klinischen Fall eintrat, ist dann verhindert, jedoch – und hier beginnt der pathophysiologische Aspekt – auf Kosten einer sich langsam entwickelnden Retention von schädigenden Stoffen. Dieser Prozeß verläuft jedoch wesentlich langsamer als der akute Volumenverlust, womit zumindest Zeit für eine Wiederherstellung der Tubulusfunktion gewonnen ist.

Mit der Mikropunktionstechnik am Einzelnephron der normalen Niere läßt sich die Existenz von Mechanismen nachweisen, die eine solche glomerulo-tubuläre Balance ermöglichen. Das System läßt sich am einfachsten beschreiben, wenn man von den anatomischen Gegebenheiten ausgeht. Jedes Nephron ist in seiner räumlichen Anordnung in der Niere prinzipiell gleichartig ausgelegt, wie es schematisch in Abbildung 3 wiedergegeben ist.

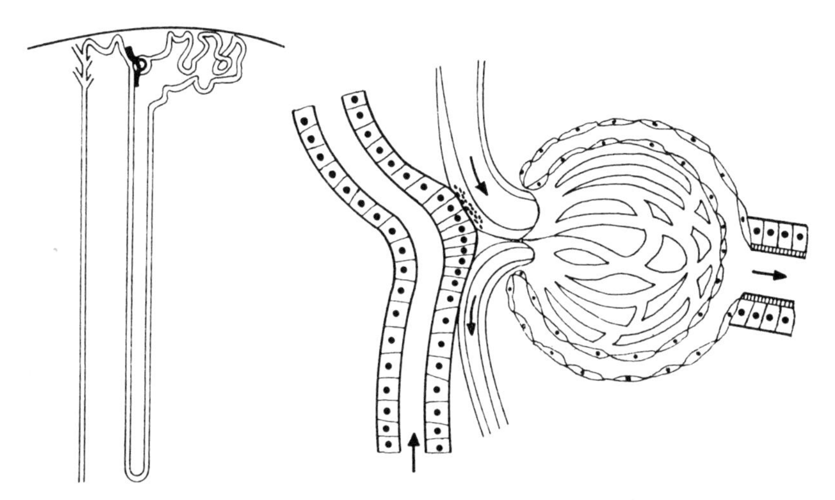

Abb. 3. Schematische Darstellung der anatomischen Beziehung zwischen tubulären und vasculären Strukturen des juxtaglomerulären Apparates in der Einzelnephroneinheit. Im rechten Teil der Abbildung ist der Kontakt zwischen aufsteigendem Schenkel der Henleschen Schleife und dem vasculären Pol des Glomerulum in vergrößerter Form dargestellt

Für das hier interessierende Problem der Filtratregulierung ist besonders die Beziehung zwischen vasculärem Pol des Glomerulum und dem aufsteigenden Schenkel der Henleschen Schleife bedeutsam. Dieser für jede Nephroneinheit typische Kontaktpunkt wurde ausführlich erstmals von MICHAILOWITSCH in Bern in seiner Dissertationsarbeit 1918 beschrieben und später durch sehr detaillierte Untersuchungen [2, 8, 18] in seinem strukturellen Aufbau aufgeklärt.

Die tubulären Zellen, die einen Teil der Tubuluswandung am Ende der Henleschen Schleife bilden, stehen in räumlich engster Verbindung mit den Renin-bildenden Zellen in der Wand der afferenten Arteriole. Die Tubuluszellen des Kontaktpunktes unterscheiden sich histologisch von den benachbart und gegenüberliegenden Tubuluszellen, die nicht am juxtaglomerulären Apparat beteiligt sind. Sie werden als „Macula densa-Zellen" bezeichnet und besonders auffallend ist, daß sie im Gegensatz zu den anderen Tubuluszellen nicht einen asymmetrischen Aufbau mit einseitiger Lokalisation der Mitochondrien zeigen, wie er typisch ist für Zellen, die eine Nettobewegung von Substanzen bewirken. Diese strukturelle Verbindung zwischen dem Ende der Henleschen Schleife und dem Beginn des Nephrons legt die Vermutung einer funktionellen Rückkoppelung nahe, wodurch das „Ergebnis“ der Resorption zurückgemeldet werden und einen Einfluß auf die Größe des Glomerulumfiltrats nehmen kann.

Für einen solchen hypothetischen Rückkopplungsmechanismus müssen einige Grundvoraussetzungen vorhanden sein:

1. Die Tubulusflüssigkeit im Macula densa-Segment sollte in irgendeiner Form die Resorptionskapazität der vorgeschalteten Nephronabschnitte reflektieren.

2. Es müssen lokal im Bereich des juxtaglomerulären Apparates Mechanismen vorhanden sein, durch die eine Veränderung der glomerulären Filtrationsrate möglich ist.

ad 1.: Die Tubulusflüssigkeit im Macula densa-Segment hat im Gegensatz zu der Flüssigkeit im proximalen Tubulus eine niedrigere Na-Konzentration und Osmolarität als das periphere Plasma. Diese „Verdünnung“ wird dadurch erreicht, daß der dicke aufsteigende Schenkel der Henleschen Schleife aktiv NaCl resorbiert, wobei gleichzeitig die Tubuluszellen in der aufsteigenden Schleife relativ schlecht permeabel für Wasser sind. Dadurch kommt es zustande, daß am Ende der Henleschen Schleife ein hypotoner Harn in den distalen Tubulus abfließt. Bei verminderter Na-Resorptionskapazität wird demnach die Na-Konzentration am Ende der Henleschen Schleife ansteigen. Damit wird es möglich, daß die Na-Konzentration der Tubulusflüssigkeit im macula densa-Segment die Resorptionskapazität widerspiegeln kann. Dieser Anstieg der Na-Konzentration bis maximal auf plasmaisotone Werte von etwa 140–150 mEq/l bei herabgesetzter Resorptionsfähigkeit konnte experimentell durch Mikropunktionen gezeigt werden [20]. Das Ergebnis eines Versuches, in dem die Resorptionskapazität der Tubuluszellen durch halbstündige Ischämie der Niere herabgesetzt wurde, ist in Abbildung 4 dargestellt.

Es erhebt sich die Frage, ob die tubuläre Na-Konzentration in diesem Nephronsegment eine funktionelle Bedeutung für einen Rückkopplungsmechanismus im Bereich des juxtaglomerulären Apparates hat. Zu dieser Frage sind die verschiedensten Mikropunktionsuntersuchungen ausgeführt worden. In den ersten Mikropunktionsanalysen über die Funktion des juxtaglomerulären Apparates wurde von uns lokal in einem Macula densa-Segment die Na-Konzentration bis auf isotone Werte erhöht [27]. Die Ergebnisse dieser Versuche sprachen dafür, daß mit Erhöhung der lokalen Na-Konzentration die glomeruläre Filtrationsrate in dieser Nephroneinheit herabgesetzt wurde. In jüngster Zeit wurden von Schnermann u. Mitarb. [21] quantitative Untersuchungen zu dieser Frage ausgeführt. Mit einer sehr diffizilen Mikropunktionstechnik gelang es ihnen, einzelne Henlesche Schleifen in vivo zu perfundieren und gleichzeitig im selben Nephron das Glomerulumfiltrat und die Zusammensetzung der Tubulusflüssigkeit am Ende

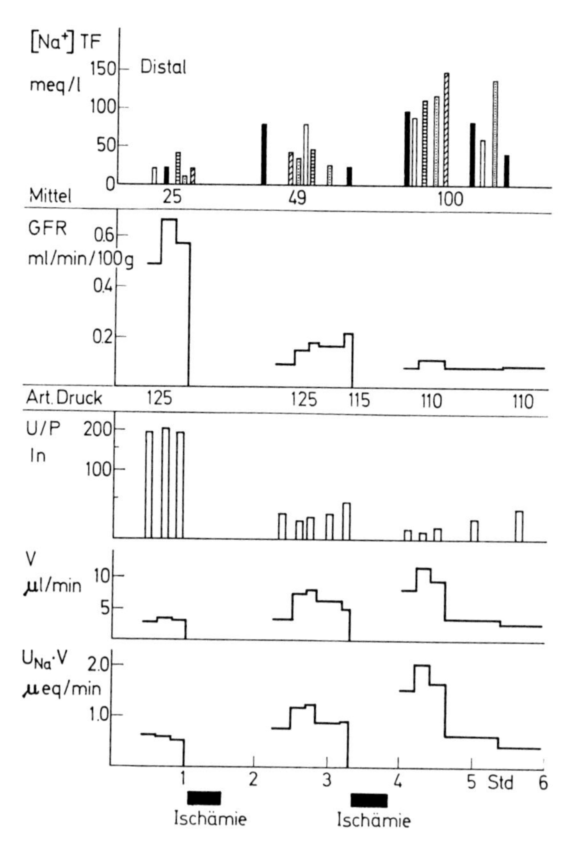

Abb. 4. Glomerulumfiltrat (GFR), frühdistale Na-Konzentration und Ausscheidungsfunktion in der Rattenniere vor und nach einer zweimaligen renalen Ischämie von 30 min Dauer. Gleichartige Markierungen der Säulen der distalen Na-Konzentration beziehen sich auf das gleiche Segment eines Nephrons. (Aus SCHNERMANN et al. [20])

der Henleschen Schleife zu bestimmen. Diese Versuche lassen keinen Zweifel an der Existenz eines Rückkopplungsmechanismus, der die Größe des Glomerulumfiltrates vom Macula densa-Segment her steuert. Die einzelnen Teilmechanismen dieses Rückkopplungsmechanismus lassen sich zum gegenwärtigen Zeitpunkt nur sehr unvollständig beschreiben. Aufschlußreich ist in diesem Zusammenhang ein Befund, der von SCHNERMANN u. Mitarb. erhoben wurde [21]. Wenn die Na-Konzentration im Macula densa-Segment dadurch heraufgesetzt wird, daß die Henlesche Schleife mit Na-Sulfat durchströmt wird, dann wird das Filtrat des dazugehörigen Glomerulums nicht vermindert. Für die Interpretation ist der Befund wichtig, daß die Zellmembranen für Sulfat-Ionen schlecht permeabel sind. Damit wird auch die Nettobewegung von Na-Ionen über Zellmembranen hinweg vermindert, wenn als begleitendes Anion Sulfat vorhanden ist. Man muß daher annehmen, daß der Rückkopplungsmechanismus dadurch ausgelöst wird, daß Na-Ionen über die luminale Membran der Macula densa-Zellen intracellulär wirksam werden. Als weitere Möglichkeit muß daran gedacht werden, daß die transmembranalen Potentialdifferenzen durch die intratubuläre Na-Konzentration beeinflußt werden können. Auch hier bietet sich ein möglicher Ansatz für die Einwirkung des Natriums auf den Rückkopplungsmechanismus. Die generelle Schwierigkeit in der weiteren Aufklärung der Einzelmechanismen, die an diesem Rückkopplungsmechanismus beteiligt sind, besteht darin, daß das Macula densa-Segment und die Macula densa-Zellen einer direkten Untersuchung in vivo bisher nicht zugänglich sind.

Als zweite wichtige Voraussetzung für die Existenz eines Rückkopplungsmechanismus im Bereich des juxtaglomerulären Apparates muß untersucht werden, ob Mechanismen in diesem Bereich vorhanden sind, die das Glomerulumfiltrat verändern können. Seit langem ist bekannt, daß in den granulierten Zellen der Arteriolenwand das Enzym Renin gebildet wird [4, 11], das den ersten Schritt in der Freisetzung des vasoaktiven Angiotensin II katalysiert. Damit muß die Möglichkeit einer lokalen Bildung und einer lokalen Steuerung der Angiotensinbildung in Betracht gezogen werden. Diese These hat an großer Wahrscheinlichkeit gewonnen, nachdem im Bereich des juxtaglomerulären Apparates außer dem Enzym Renin auch das Converting Enzym nachgewiesen wurde. Diese Untersuchungen wurden von Dahlheim u. Mitarb. [5] an einzelnen dissezierten juxtaglomerulären Apparaten der Rattenniere ausgeführt. Die Autoren konnten nachweisen, daß die pressorische Substanz, die bei der Inkubation von einzelnen juxtaglomerulären Apparaten mit hochgereinigtem Rattenrenin entsteht, Angiotensin II ist. Es wurde deshalb aus diesen Ergebnissen geschlossen, daß ausreichende Mengen von Converting Enzym-Aktivität im juxtaglomerulären Apparat vorhanden sind, um das gesamte Angiotensin I, das durch die Anwesenheit des Renins im juxtaglomerulären Apparat gebildet wurde, in Angiotensin II zu überführen. Der Nachweis von Converting Enzym-Aktivität in den juxtaglomerulären Apparaten scheint Resultaten von Ng u. Vane [16] zu widersprechen, die Angiotensin I in die Nierenarterie injizierten und fanden, daß das Angiotensin I während der Passage durch die Niere kaum in Angiotensin II konvertiert wurde. Geht man jedoch von der Annahme aus, daß Converting Aktivität primär im juxtaglomerulären Apparat lokalisiert ist, dann kann man kaum erwarten, daß infundiertes Angiotensin I während der Nierenpassage in Angiotensin II verwandelt wird, da ein Kontakt des infundierten Angiotensin I mit dem Converting Enzym in den juxtaglomerulären Zellen in nennenswertem Ausmaß kaum angenommen werden kann.

Schließlich ist für die Annahme einer lokalen Angiotensin II-Bildung im juxtaglomerulären Apparat noch von Wichtigkeit, daß LEVER u. PEART (1962) [14] den Nachweis von Reninsubstrat in der Nierenlymphe erbrachten. Reninsubstrat (α_2 Globulin) ist somit nicht nur im Plasma vorhanden, sondern auch in der interstitiellen Flüssigkeit des Nierengewebes und damit mit großer Wahrscheinlichkeit auch im interstitiellen Raum des juxtaglomerulären Apparates.

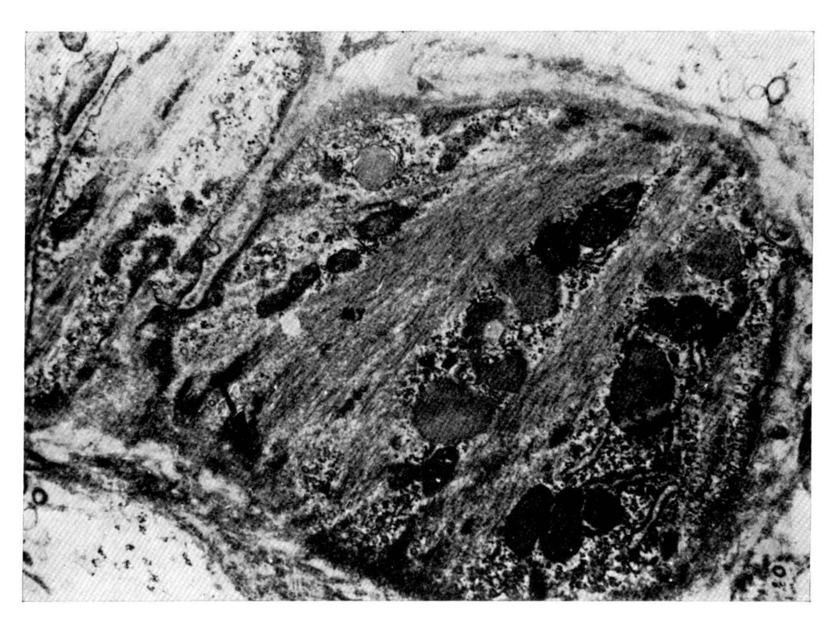

Abb. 5. Elektronenmikroskopische Aufnahme einer epitheloiden Zelle in der Wand der afferenten Glomerulumarteriole. Es ist deutlich zu erkennen, daß innerhalb der gleichen Zelle Granula (G) und Myofibrillen (My) enthalten sind. (Freundlicherweise überlassen von Dr. J. ROJO-ORTEGA)

Die hier dargelegten Befunde sprechen dafür, daß eine lokale intrarenale Bildung des vasoaktiven Angiotensin II im Bereich des glomerulären Gefäßpols möglich ist. Interessant sind in diesem Zusammenhang die elektronenoptischen Untersuchungen der granulierten Zellen (Renin-Zellen) in der Arteriolenwand. Mit großer Regelmäßigkeit werden in den granulierten Zellen Myofibrillen gefunden [2], so daß kontraktile Strukturen im selben Bereich wie die Angiotensinbildung vorhanden sind (siehe Abb. 5). Damit wäre eine wichtige Voraussetzung für die Existenz eines Rückkopplungsmechanismus im Bereich des juxtaglomerulären Apparates geschaffen, da durch vasomotorische Widerstandsänderungen die Größe des Glomerulumfiltrats und somit die Menge des filtrierten Natriums (tubuläres Natrium load) der tubulären Resorptionskapazität angepaßt werden kann. Die Existenz einer solchen glomerulo-tubulären Balance kann bewirken, daß in einer geschädigten Niere mit herabgesetzter tubulärer Resorptionskapazität das Glomerulumfiltrat entsprechend erniedrigt ist.

Mit der Mikropunktionstechnik läßt sich die verminderte Resorptionskapazität der Tubulusepithelien in einer geschädigten Niere direkt nachweisen. Dazu eignet sich die von GERTZ entwickelte Methode des gespaltenen Öltropfens [10]: Isotone NaCl-Flüssigkeit wird im proximalen Tubulus zwischen zwei begrenzenden Öltropfen installiert. Durch die celluläre Transportfunktion wird die Kochsalzlösung resorbiert. Die Resorptionskapazität kann man dadurch erfassen, daß man die Geschwindigkeit mißt, mit der sich die Öltropfen einander nähern. Da die Abnahme des installierten Volumens logarithmisch mit der Zeit verläuft, läßt sich die Resorptionsrate als diejenige Zeit ausdrücken, die für die Resorption des halben initialen Volumens erforderlich ist (Halbwertszeit der Volumenresorption $T_{1/2}$). Abbildung 6 zeigt die Ergebnisse von Versuchen, in denen $T_{1/2}$ vor und nach 30minütiger ischämischer Schädigung der Niere gemessen wurde. Unter Kontrollbedingungen beträgt die resorptive Halbwertszeit im

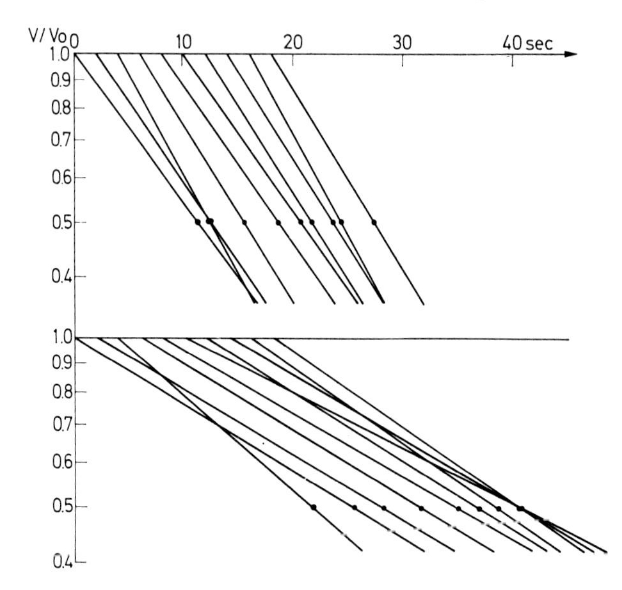

Abb. 6. Volumenabnahme einer intratubulär injizierten isotonen NaCl-Lösung im proximalen Konvolut der Rattenniere. Oben: Kontrollversuch an intakten Nieren. Unten: Nach 30 min Ischämie. Ordinate: $V/\mathring{V}$ (logarithmischer Maßstab)
$\mathring{V}$ = Anfangsvolumen der injizierten NaCl-Lösung. V = im Lumen verbliebenes Volumen nach verschiedenen auf der Abszisse angegebenen Zeitintervallen. Jede Gerade stellt einen Versuch dar. (Aus Versuchen von HORSTER u. THURAU)

proximalen Tubulus ($T_{1/2}$) 9 sec, ein Wert, der mit Angaben in der Literatur übereinstimmt [10]. Nach Ischämie ist $T_{1/2}$ auf 22 sec verlängert. Dies weist darauf hin, daß die Resorptionsfähigkeit nach dieser Schädigung auf weniger als die Hälfte abgesunken ist. Von THOENES liegen detaillierte histologische Untersuchungen über die Veränderungen der Niere nach Ischämie vor [25]. Die ausgeprägtesten Veränderungen finden sich an den proximalen und distalen Tubuluszellen. An den glomerulären und peritubulären Capillaren lassen sich kaum Veränderungen nachweisen. Herr BOHLE wird im nachfolgenden Referat ausführlich auf das pathologisch-anatomische Substrat des akuten Nierenversagens eingehen.

Am Modell der Sublimatniere fand BANK [1], daß Inulin aus der Tubulusflüssigkeit in die Blutbahn rückdiffundierte, so daß auf eine erhöhte Zellpermeabilität geschlossen wurde. Damit erhob sich die Frage, ob eine vermehrte Rückresorption des Filtrates die Ursache für die Anurie beim akuten Nierenversagen sein könnte. Als Ursache für die Volumenresorption wird dann der onkotische Druck des peritubulären Plasmas diskutiert. Für diese Annahme gibt es keine experimentellen Hinweise:

a) Eine erhöhte Permeabilität begünstigt die Flüsse sowohl nach außen als auch nach innen, über die Nettobewegung nach außen lassen sich daher keine Aussagen machen.

b) Als wichtige Voraussetzung für eine isotone Nettoresorption im proximalen Konvolut wird heute angenommen, daß zwischen den Tubuluszellen in den intercellulären Spalten und im basalen Labyrinth die NaCl-Konzentration erhöht ist [7]. Nur dadurch wird ein Nettowasserfluß vom Tubuluslumen in die basalen Räume möglich. Voraussetzung dafür ist ein aktiver NaCl-Transport in diese Räume und eine relativ niedrige Durchlässigkeit der basalen und intercellulären Zellmembranen für NaCl. Man muß daher annehmen, daß in einer geschädigten Niere, in der Transportvorgänge herabgesetzt und Durchlässigkeiten erhöht sind, diese wichtige Voraussetzung für eine isotone Nettoresorption nicht mehr im normalen Ausmaß gegeben ist.

c) Wenn die Anurie durch eine vermehrte Resorption zustande käme, sollte die resorptive Halbwertszeit $T_{1/2}$ verkürzt sein. Das Gegenteil ist jedoch der Fall, wie es in Abbildung 6 dargestellt ist und wie es auch an der Sublimatniere gefunden wurde [24].

Auch an der Henleschen Schleife läßt sich eine verminderte Resorptionsfähigkeit nach Ischämie nachweisen [20]. Dazu wurden einzelne Henlesche Schleifen vom Ende des proximalen Konvolutes an der Oberfläche der Niere mit konstanten Perfusionsstromstärken perfundiert und gleichzeitig am Ende der Henleschen Schleife, d. h. zu Beginn des distalen Tubulus, die Na-Konzentration in der Tubulusflüssigkeit gemessen. Wie bereits oben ausgeführt, wird die Na-Konzentration der Tubulusflüssigkeit während der Passage durch den aufsteigenden Schenkel der Henleschen Schleife herabgesetzt. Nach einer Ischämiezeit von 30 min ist diese Verdünnungsfähigkeit des aufsteigenden Schleifenschenkels stark herabgesetzt. In der Abb. 7 sind die Ergebnisse aus 3 Perfusionsversuchen dargestellt. Vor Ischämie lag die Na-Konzentration am Ende der Henleschen Schleife zwischen 40 und 65 mEq/l, nach Ischämie stieg in jedem Fall die Na-Konzentration stark an, bis maximal auf plasmaisotone Werte (140 mEq/l), was identisch ist mit einem vollständigen Verlust des Verdünnungsvermögens.

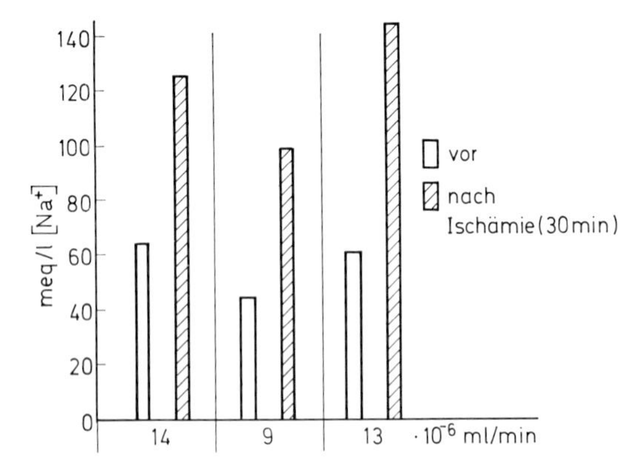

Abb. 7. Frühdistale Na-Konzentration bei Perfusion einzelner Henlescher Schleifen mit konstanter Perfusionsrate vor und nach 30 min renaler Ischämie. (Aus Schnermann et al. [20])

Schließlich haben wir an der freifließenden Niere die frühdistalen Na-Konzentrationen vor und nach halbstündiger Ischämie gemessen [20]. In allen Versuchen sind die frühdistalen Na-Konzentrationen nach Ischämie erhöht gewesen. Ein typischer Versuch ist in Abbildung 4 wiedergegeben, in dem gleichzeitig mit der frühdistalen Na-Konzentration auch das Glomerulumfiltrat der Gesamtniere und die Ausscheidungsfunktionen gemessen wurden. In diesem Versuch wurde die Niere zweimal durch ½stündige Ischämie geschädigt. Es ist erkennbar, daß nach jeder Ischämieperiode die frühdistale Na-Konzentration erhöht war, von 25 in der Kontrolle auf 49 nach der ersten Ischämie und auf 100 mEq/l nach der zweiten Ischämie. Dem entspricht eine fortschreitende Abnahme des Glomerulumfiltrates. Einen allgemeinen Hinweis auf die verminderte Resorptionsfähigkeit der Tubuli läßt sich aus der Abnahme des *U/P*-Inulin-Quotienten von 200 in der Kontrolle auf Werte unter 50 nach Ischämie ablesen. Trotz der starken Verminderung des Glomerulumfiltrates ist daher das Endharnvolumen sogar noch erhöht, ebenso die Na-Ausscheidung. Korreliert man die Na-Konzentrationszunahme am Ende der Henleschen Schleife mit der Größe des Nierengesamtfiltrates, dann ergibt sich eine Beziehung, wie sie in Abbildung 8a wiedergegeben ist. Aus dieser Beziehung leitet sich ab, daß das

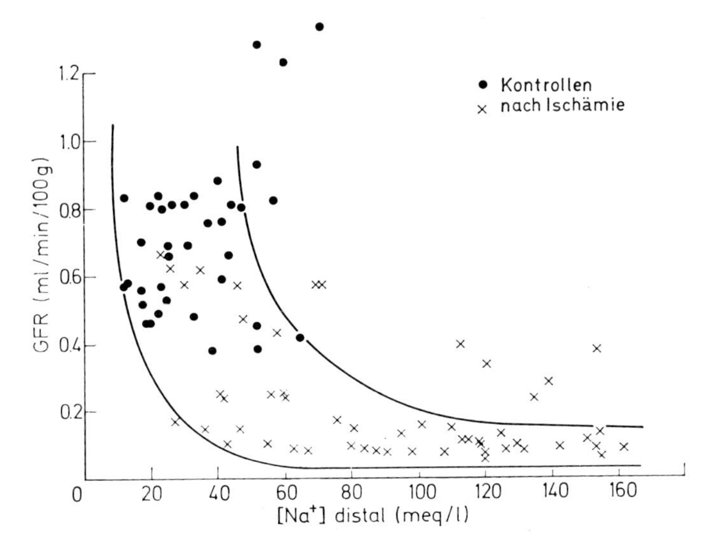

Abb. 8a. Beziehung zwischen frühdistaler Na-Konzentration und Glomerulumfiltrat der Gesamtniere vor und nach renaler Ischämie. (Aus SCHNERMANN et al. [20])

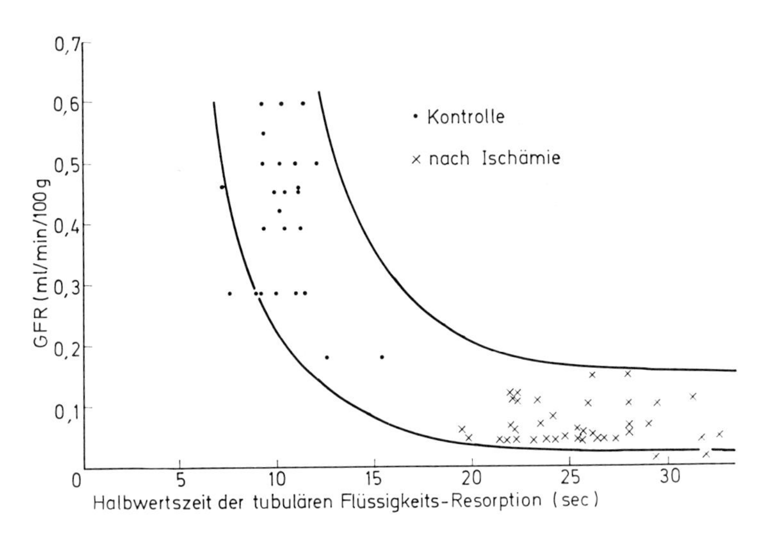

Abb. 8b. Beziehung zwischen resorptiver Halbwertszeit im proximalen Konvolut und Glomerulumfiltrat der Gesamtniere vor und nach renaler Ischämie. (Aus Versuchen von HORSTER u. THURAU)

Glomerulumfiltrat um so niedriger ist, je höher die frühdistale Na-Konzentration ist. Ein Hinweis dafür, daß die Erhöhung der Na-Konzentration im Macula densa-Segment tatsächlich die verminderte Resorptionskapazität reflektiert, liefert Abbildung 8b. Hier sind die resorptiven Halbwertszeiten des proximalen Tubulus ($T_{1/2}$, split droplet) gegen das Glomerulumfiltrat aufgetragen. Auch hierbei ergibt sich, daß das Glomerulumfiltrat um so niedriger ist, je schlechter die Resorptionskapazität (Verlängerung von $T_{1/2}$) ist. Die in Abbildung 8a und b dargestellten Beziehungen sind zu erwarten, wenn der Rückkopplungsmechanismus für eine Anpassung des Glomerulumfiltrates an die Resorptionskapazität der Tubuli sorgt und damit die glomerulo-tubuläre Balance unter diesen extremen Bedingungen aufrecht zu erhalten versucht.

Die Vorstellung, wonach im akuten Nierenversagen die renale Vasoconstriction und Filtraterniedrigung durch eine intrarenale Bildung von Angio-

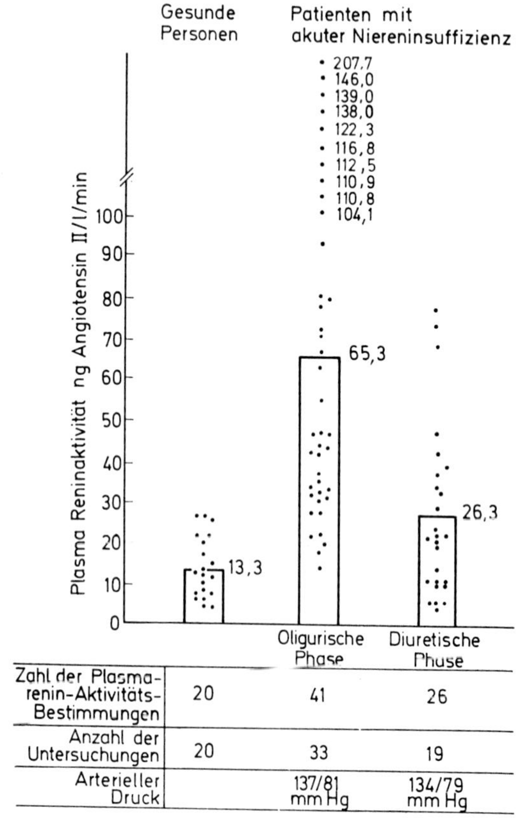

Abb. 9. Plasma-Reninaktivität in gesunden Versuchspersonen und Patienten mit akutem Nierenversagen. (Aus Kokot u. Kuska [12])

tensin II hervorgerufen wird, findet eine Ergänzung in Untersuchungen über die Reninaktivität im peripheren Plasma von Patienten während der oligurischen und diuretischen Phase im Nierenversagen. 1965 bereits hatte Tu [29] eine erhöhte Plasma-Reninaktivität während es akuten Nierenversagens gefunden. In jüngster Zeit sind diese Untersuchungen durch Kokot u. Kuska [12] ergänzt worden. Bei Patienten mit akutem Nierenversagen wurde während der oligurischen Phase eine Plasma-Reninaktivität (ausgedrückt als ng Angiotensin II/l/min) von 65,3 verglichen zu 13,3 bei Normalpersonen gefunden (Abb. 9). Weiterhin beobachteten die Autoren, daß während der diuretischen Phase die Reninaktivität auf 26,3 wieder abfiel. Dieser Wiederabfall deckt sich sehr gut mit der Vorstellung, daß die diuretische Phase mit dem Wiederanstieg des Glomerulumfiltrates aufgrund einer verminderten intrarenalen Angiotensinbildung zusammenfällt. Voraussetzung für die Verminderung der intrarenalen Angiotensinbildung wäre dann die Wiederholung der NaCl- und volumenresorbierenden Funktion des Tubulusepithels, wodurch die Na-Konzentration im Macula densa-Segment wieder erniedrigt werden kann.

Eine gewisse Verwirrung ist in der Literatur dadurch entstanden, daß intratubuläre Na-Konzentration mit tubulärem Natrium load in verschiedenen Segmenten des Nephrons verwechselt wurde (Schröder et al. [22]). In den Mikropunktionsanalysen wurde von uns eine erhöhte Na-Konzentration im Macula densa-Segment nach Schädigung der Niere gefunden, woraus auf die Bedeutung der intratubulären Na-Konzentration im Macula densa-Segment für die Steuerung der intrarenalen Angiotensinbildung geschlossen wurde. Gleichzeitig kann natürlich das Natrium load im Macula densa-Segment wesentlich erniedrigt sein, in den meisten Fällen wird sogar eine erhöhte intratubuläre Na-Konzentration im Macula densa-Segment mit einer Erniedrigung des Natrium loads an dieser Stelle einhergehen.

Abbildung 10 faßt die in diesem Referat entwickelten Vorstellungen über die Pathophysiologie des akuten Nierenversagens in einem Schema zusammen. Extrarenale Faktoren, im Schema vereinfachend als Kreislaufreaktion im Gefolge von Blutverlust oder Schock sowie als toxische Substanzen (für Pb, HgCl, Kohlenstofftetrachlorid, Phenol-Verbindungen, giftige Pilze etc.) angegeben, haben einen primär gleichen intrarenalen Angriffspunkt. Sie vermindern die aktiven Transportvorgänge der Tubuluszellen und verkleinern damit die tubuläre Resorption des Glomerulumfiltrats. Ohne funktionierenden Rückkopplungsmechanismus zur Beeinflussung des Glomerulumfiltrats (rechter Teil des Schemas) führt dies zur Erhöhung des Endharnvolumens und somit zum Volumen- und NaCl-Verlust, wie es am Beispiel in Abb. 2 gezeigt ist. Die glomerulo-tubuläre Balance ist nicht mehr erhalten. Wird dagegen das Glomerulumfiltrat durch eine Rückmeldung der eingeschränkten tubulären Resorption herabgesetzt, tritt der Volumenverlust nicht ein. Die glomerulo-tubuläre Balance ist wiederhergestellt. Als Begleiterscheinungen dieses Volumen- und NaCl-konservierenden Mechanismus ist das Verhalten des Plasmaharnstoffs angedeutet. Besonders dann, wenn das Glomerulumfiltrat stark herabgesetzt wird, d. h. bei stark reduzierter Resorptionskapazität, steigt der Plasmaharnstoff am stärksten an.

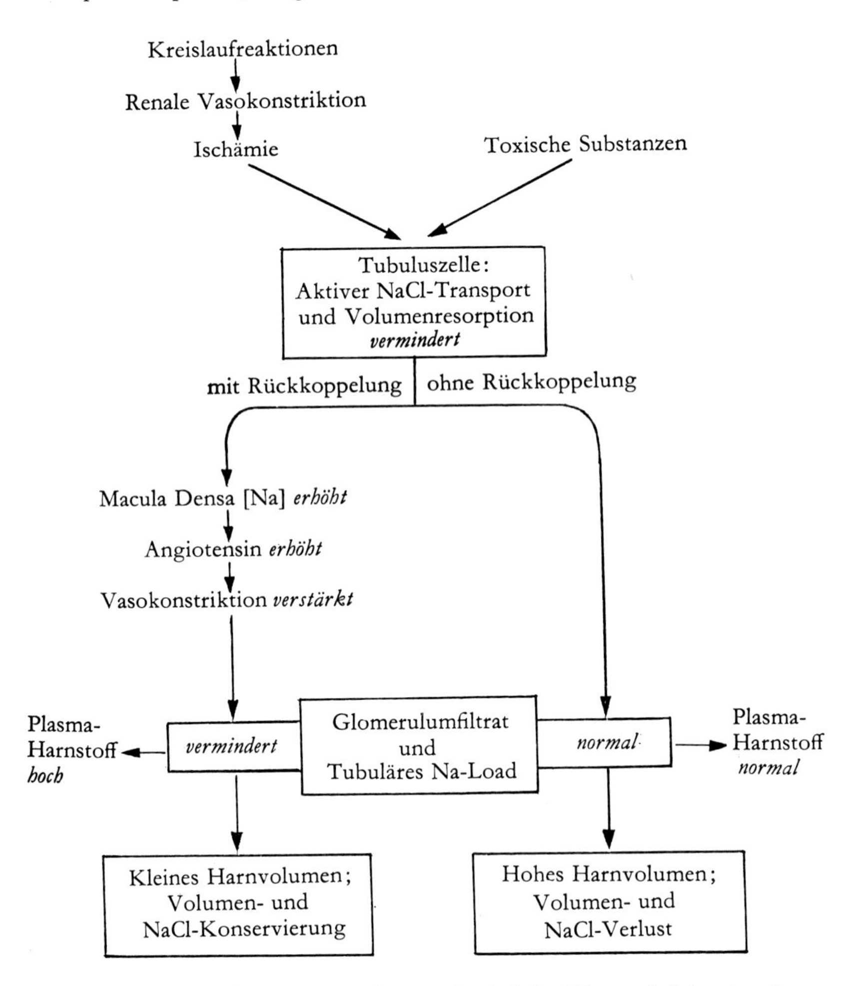

Abb. 10. Schematische Zusammenfassung der bei der Filtratreduktion im akuten Nierenversagen beteiligten Mechanismen. Einzelheiten s. Text

In dieses Schema sind auch all diejenigen Fälle einzuordnen, in denen die tubuläre Resorption nur leicht geschädigt und folglich das Filtrat auch nur leicht herabgesetzt ist, womit die glomerulo-tubuläre Balance wieder erreicht ist. Diese Fälle sind klinisch uninteressant, da der Anstieg retenierender Substanzen gering ist und der drohende NaCl- und Volumenverlust von der Niere schon durch leichte Filtratsenkung kompensiert ist. Konsequenterweise gehören aber auch diese Fälle in die Gruppe des akuten Nierenversagens. Das akute Nierenversagen mit starker Retention bildet nur das Extrem in der Skala der verschiedenen Schädigungsgrade.

Literatur

1. Bank, N., Mutz, B. F., Aynedjian, H. S.: The role of leakage of tubular fluid in anuria due to mercury poisoning. J. clin. Invest. **46**, 695–704 (1967).
2. Bohle, A.: Kritischer Beitrag zur Morphologie einer endokrinen Nierenfunktion und deren Bedeutung für den Hochdruck. Arch. Kreisl. Forsch. **20**, 193 (1954).
3. Brun, C., Munck, O.: Pathophysiology of the kidney in shock and in acute renal failure. Progr. Surg. **4**, 1 (1964).
4. Cook, W. F.: The detection of renin in juxtaglomerular cells. J. Physiol. (Lond.) **194**, 73 (1968).
5. Dahlheim, H.: Reaktionsverhalten und intrarenale Lokalisation des Renin-Angiotensin-Systems. Habil. Arbeit München 1970.
6. Deetjen, P., Kramer, K.: Die Abhängigkeit des O_2-Verbrauchs der Niere von der Na-Rückresorption. Pflügers Arch. ges. Physiol. **273**, 636 (1961).
7. Diamond, J. M., Bossert, W. H.: Standing-gradient osmotic flow. A mechanism for coupling of water and solute transport in epithelia. J. gen. Physiol. **50** (8), 2061 (1967).
8. Faarup, P.: On the morphology of the juxtaglomerular apparatus. Acta anat. (Basel) **60**, 20 (1965).
9. Flanigan, W. J., Oken, D. E.: Renal micropuncture study of the development of anuria in the rat with mercury-induced acute renal failure. J. clin. Invest. **44**, 449 (1965).
10. Gertz, K. H.: Transtubuläre Natriumchloridflüsse und Permeabilität für Nichtelektrolyte im proximalen und distalen Konvolut der Rattenniere. Pflügers Arch. ges. Physiol. **276**, 336 (1963).
11. Hartroft, P. M.: The juxtaglomerular complex. Ann. Rev. Med. **17**, 113 (1966).
12. Kokot, F., Kuska, J.: Plasma renin activity in acute renal insufficiency. Nephron **6**, 115 (1969).
13. Kramer, K., Deetjen, P.: Hämorrhagischer Schock und akutes Nierenversagen. In: Akutes Nierenversagen. Stuttgart: Thieme-Verlag 1962.
14. Lever, A. F., Peart, W. S.: Renin and angiotensin-like activity in renal lymph. J. Physiol. (Lond.) **160**, 548 (1962).
15. Munck, O.: Renal circulation in acute renal failure. Oxford: Blackwell Scientific Publication 1958.
16. Ng, K. K. F., Vane, J. R.: Fate of angiotensin I in the circulation. Nature **218**, 144 (1968).
17. Oken, D. E., Arce, M. L., Wilson, D. R.: Glycerol-induced hemoglobinuric acute renal failure in the rat. I. Micropuncture study of the development of oliguria. J. clin. Invest. **45**, 724 (1966).

17a. Renner, E.: Critical appraisal of the measurement of renal blood flow using inert gas mixture. Prag: II. Intern. Congr. Nephrol. 1963.

17b. Reubi, F. C., Gürtlerrand, R., Gossweiler, N.: A dye dilution method of measuring renal blood flow in man, with special reference to the anuric subject. Proc. Soc. exp. Biol. Med. **111**, 701 (1962).

18. Riedel, B., Bucher, O.: Die Ultrastruktur des juxtaglomerulären Apparates des Meerschweinchens. Z. Zellforsch. **79**, 244 (1967).

19. Ruiz Guinazu, A., Coelho, J. B., Paz, R. A.: Methemoglobin-induced acute renal failure in the rat. *In vivo* observation, histology and micropuncture measurements of intratubular and postglomerular vascular pressures. Nephron **4** (5), 257 (1967).

20. Schnermann, J., Nagel, W., Thurau, K.: Die frühdistale Natriumkonzentration in Rattennieren nach renaler Ischämie und hämorrhagischer Hypotension. Pflügers Arch. ges. Physiol. **287**, 296 (1966).

21. — Wright, F. S., Davis, J. M., Stackelberg, W. v., Grill, G.: Regulation of glomerular filtration rate by tubulo-glomerular feedback. Pflügers Arch. ges. Physiol. (im Druck).

22. Schröder, E., Herms, W., Wetzels, E., Dume, Th., Grabensee, B.: Plasma-Renin bei akuter und chronischer Niereninsuffizienz und Hämodialyse. Dtsch. med. Wschr. **94**, 2262 (1969).

23. Selkurt, E. E.: Nierendurchblutung und renale Clearance bei Blutverlust und im hämorrhagischen Schock. In: Schock-Pathogenese und Therapie. Berlin-Göttingen-Heidelberg: Springer 1962, S. 162.

23a. Shaldon, S., Higgs, B., Chiandussi, L., Walker, G., Garstenstein, M., Ryder, J.: Measurement of renal blood flow in man with the use of indocyanine green infused into the renal artery. J. Lab. clin. Med. **69**, 954 (1962).

24. Steinhausen, M., Eisenbach, G.-M., Helmstädter, V.: Concentration o lissamine green in proximal tubules of antidiuretic and mercury poisoned rats and the permeability of these tubules. Pflügers Arch. ges. Physiol. **311**, 1 (1969).

24a. Suc, J. M.: Ref. in: Brun and Munck 1964.

25. Thoenes, W.: Mikromorphologie des Nephron nach temporärer Ischämie. Stuttgart: G. Thieme-Verlag 1964.

26. Thurau, K.: Renal sodium reabsorption and O_2 uptake in dogs during hypoxia and hydrochlorothiazide infusion. Proc. Soc. exp. Biol. (N.Y.) **106**, 714 (1961).

27. — Schnermann, J.: Die Natriumkonzentration an den Macula densa-Zellen als regulierender Faktor für das Glomerulumfiltrat. Klin. Wschr. **43**, 410 (1965).

28. Truniger, B., Rosen, S. M., Oken, D. E.: Renale Hämodynamik und hämorrhagische Hypotension. Klin. Wschr. **44**, 857 (1966).

29. Tu, W. H.: Plasma renin activity in acute tubular necrosis and other renal diseases associated with hypertension. Circulation **25**, 189 (1962).

30. Wilson, D. R., Thiel, G., Arce, M. L., Oken, D. E.: The role of the concentration mechanism in the development of acute renal failure: Micropuncture studies using diabetes insipidus rats. Nephron **6**, 128 (1969).

31. Witte, M. H., Short, F. A., Hollander, W.: Massive polyuria and natriuresis following relief of urinary tract obstruction. Amer. J. Med. **37**, 320 (1964).

Über Beziehungen zwischen Struktur und Funktion der Niere beim akuten Nierenversagen*

Von **A. Bohle, H. H. Edel, H. Fischbach, U. Helmchen, D. Meyer** und **P. Reifferscheid**

Aus dem Pathologischen Institut der Universität Tübingen (Direktor: Prof. Dr. A. Bohle) und aus der I. Medizinischen Universitätsklinik München (Direktor: Prof. Dr. H. Schwiegk)

Herrn Professor Dr. B. Ostertag zum 75. Geburtstag zugeeignet

Lange Zeit ist angenommen worden, daß bei der Krankheit, die wir heute als akutes Nierenversagen (a.N.) bezeichnen, die Struktur der Niere nicht verändert ist (Nonnenbruch 1949 u.a.).

Heute wissen wir aufgrund zahlreicher pathologisch-anatomischer Untersuchungen (Literatur bei Bohle 1967; Schubert 1968), daß diese Annahme nicht richtig war, denn bereits makroskopisch unterscheidet sich die Niere bei den meisten Fällen von a.N. von normalen Nieren durch ihr Übergewicht, ihre feuchte Schnittfläche und durch die breite, blasse, gegenüber dem Mark meist scharf begrenzte Rinde.

Untersucht man solche Nieren bald nach dem Tode, d. h. bevor stärkere autolytische Prozesse durch noch zu besprechende Flüssigkeitsumlagerungen zur Änderung der Nierenstruktur führen, so fällt auf, daß bei den meisten Fällen (ca. 70%) (Schubert 1968; Remmele u. Mitarb. 1968) vor allem die Hauptstücklichtungen weit sind (Abb. 1)[1], während sie in einer Niere mit bis zum Tode normaler Funktion eng erscheinen. Dies gilt sowohl für Fälle mit einem nur wenige Tage dauernden a.N. als auch für ein a.N., das Tage bzw. Wochen bestanden hat.

Die Harnkanälchenepithelien sind dabei gewöhnlich gut erhalten. Nur gelegentlich finden sich Einzelzellnekrosen, sehr selten ausgedehnte Coagulationsnekrosen. Besteht das a.N. längere Zeit, so können Tubulusregenerate, meist herdförmig angeordnet, vorhanden sein. Haben die Patienten z. B. zur Anregung der gestörten Nierenfunktion Plasmaexpander, insbesondere Zuckerlösungen, erhalten, so zeigen die Hauptstücke der

* Mit Unterstützung der Deutschen Forschungsgemeinschaft.

[1] Aus redaktionellen Gründen kann nur ein geringer Teil des demonstrierten Bildmaterials im Druck erscheinen.

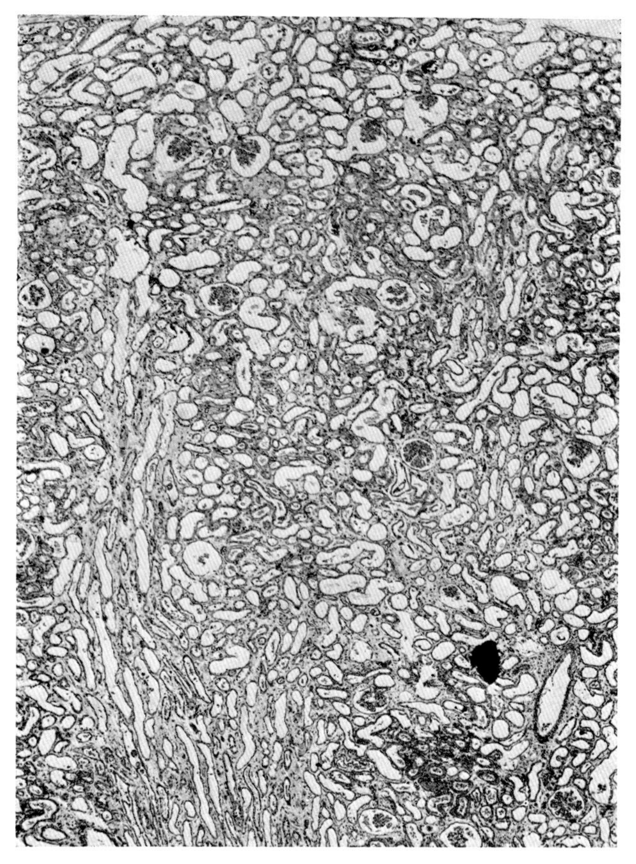

Abb. 1. SNr. 354/69, weibl., 27 Jahre alt. Ausschnitt aus der Nierenrinde bei akutem Nierenversagen (Dauer 18 Tage) mit weiten Harnkanälchen und Tubulusregeneraten. Goldner-Trichom-Färbung, Vergrößerung 27fach

Nieren herdförmig oder diffus eine feine Vacuolisierung des Cytoplasmas, Veränderungen, die als osmotische Nephrose bezeichnet werden. Diese sog. osmotische Nephrose tritt im Verlauf der Rückresorption zuckerhaltiger Lösungen auf. Sie verschwindet eine gewisse Zeit nach Beendigung des Rückresorptionsprozesses. Kommt es im Verlauf des zum a.N. führenden Grundleidens zur Hämo- oder Myolyse, so treten Hämoglobin- oder Myoglobincylinder meist in den distalen Segmenten des Nephrons in unterschiedlicher Häufigkeit auf. Hat ein a.N. 3 Tage oder länger bestanden, so beobachtet man gewöhnlich im Interstitium der Rindenmarkgrenze Rundzellinfiltrate. Betrachtet man Nieren, deren Funktion im Sinne des a.N. gestört war, im polarisierten Licht, so erkennt man meist zahlreiche Kristalle, überwiegend Oxalate in den Harnkanälchenlichtungen.

Ist die Sektion der Nieren beim a.N. nicht innerhalb weniger Stunden nach dem Tode sondern erst 24 Std postmortal oder später möglich, so fällt in vielen Fällen eine Verbreiterung des Niereninterstitium auf, die im Punktat, das kurz nach dem Tode aus der gleichen Niere gewonnen wurde, nicht vorhanden ist. Die Lichtungen der Hauptstücke erscheinen dagegen längere Zeit nach dem Tode nicht mehr so weit wie in dem bald nach dem Tode fixierten Nierenpräparat.

Vergleicht man die kurz (innerhalb der ersten 4 Std) nach dem Tode erhobenen Ergebnisse mit denen, die am Biopsiematerial beim a.N. gewonnen wurden, so stimmen auch sie nicht überein. In Punktaten aus anurischen oder oligurischen Nieren fehlt vor allem die oben besonders herausgestellte Weite der Hauptstücklichtungen. Die Lichtungen dieses Nephronsegmentes sind vielmehr, wie wir (JAHNECKE, BRUN u. BOHLE 1963; BOHLE, JAHNECKE u. RAUSCHER 1964) zeigen konnten, nicht weiter als in Punktaten aus gesunden Nieren.

Im Biopsiematerial steht beim a.N. eine nach dem Tode kaum noch nachweisbare Schwellung der Harnkanälchenepithelien (Hauptstücke und Tubuli contorti II – die anderen Segmente wurden bisher nicht gemessen –) meist ganz im Vordergrund der pathologischen Veränderungen. Diese Schwellung ist so erheblich, daß sie nach unseren Berechnungen (BOHLE, JAHNECKE u. RAUSCHER 1964) die mittlere Nierengewichtszunahme beim a.N. – pro Niere ca. 50 g – zu erklären vermag.

Aus diesen Befunden resultiert zunächst, daß die Struktur der Niere sich durch agonale bzw. postmortale Flüssigkeitsumlagerungen verändert. Die Art der Veränderungen hängt dabei, wie noch zu zeigen sein wird, vom terminalen Funktionszustand der Niere mit ab. In bis zum Tode normal funktionierenden Nieren werden die Hauptstücklichtungen postmortal enger, das Volumen der Hauptstücke nimmt zu und zwar, wie wir annehmen, durch agonale Flüssigkeitsaufnahme aus den Kanälchenlichtungen bei bereits erloschenem Nierenkreislauf. In Nieren mit im Sinne des a.N. gestörter Funktion werden die Harnkanälchen postmortal nicht enger, sie sind nach unseren Messungen sogar weiter als im Biopsiematerial normal funktionierender Nieren. Dies liegt wohl u.a. daran, daß zumindesten die Hauptstückepithelien beim a.N. postmortal keine Flüssigkeit aus den Kanälchenlichtungen aufnehmen. Hinzu kommt, und das zeigen unsere vergleichenden Messungen an bioptisch und autoptisch (in den ersten 4 Std nach dem Tode) gewonnenen Nieren mit a.N., daß die Harnkanälchenepithelien postmortal Flüssigkeit bzw. Substanz an das Interstitium und an die Kanälchenlichtungen verlieren bzw. abgeben. Dieser Flüssigkeits- bzw. Substanzverlust führt einmal zu der postmortalen Entwicklung eines sog. interstitiellen Ödems, zum anderen durch wahrscheinlich bevorzugt agonal ablaufende apicale Abschnürungen von Zellbestandteilen zum Auftreten von scheibchenförmigen Cytoplasmabestandteilen in den Hauptstücklichtungen. Bei sehr ausgeprägter Abschnürung von Zellbestandteilen (sog. Potocytose) (Zollinger 1948) finden sich vor allem in den Hauptstücklichtungen die erwähnten scheibchenförmigen Zellbestandteile, die sich nach einem Sistieren der Filtration im Verlauf der erwähnten agonalen Flüssigkeitsumlagerungen in den Bowmanschen Kapselraum ergießen können.

Überblicken wir die bisher angeführten Befunde, so wird unter Berücksichtigung der Tatsache, daß von pathologisch-anatomischer Seite die Nieren beim a.N. selten unmittelbar nach dem Tode, noch seltener am Biopsiematerial, sondern meist 24 Std oder später nach dem Tode untersucht werden, verständlich, daß die vom Pathologen beim a.N. erhobenen Befunde divergieren und deshalb auch die Vorstellungen über die Ursachen der akuten Störung der Ausscheidungsfunktion nicht übereinstimmen (Bohle 1967; Schubert 1968).

Ist es schon normalerweise schwer, an einem Organ, dessen Funktion durch die der Untersuchung vorausgehende Präparation erloschen ist, Vorstellungen über bestimmte Funktionsabläufe zu gewinnen, so kommt bei der Niere, wie wir zu zeigen versuchten, noch hinzu, daß agonale Flüssigkeitsumlagerungen zu Strukturveränderungen führen können, die sich dem, der nach der Ursache des a.N. sucht, gleichsam vielversprechend anbieten, ohne daß dieses Versprechen für den kritischen Beobachter gehalten wird.

So hat es lange gedauert, bis erkannt worden ist, daß eine Verstopfung der Harnkanälchen durch Zylinder nicht die Ursache des a.N. sein kann, und zwar nicht nur, weil beim a.N. nicht immer Harnkanälchenzylinder vorhanden sind, sondern weil, wie man erst verstehen lernen mußte, zahlreiche Zylinder erst agonal aus lockeren Eiweißpräzipitaten entstehen, wenn der Harnkanälcheninhalt durch Wasserausstrom eingedickt wird. Viel weniger ist dagegen bekannt, daß beim a.N. die Funktionsstörung der Niere gewöhnlich nicht die Folge eines interstitiellen Ödems sein kann, da dasselbe wie erwähnt häufig erst postmortal entsteht. Daß schließlich die Ursache des a.N. nicht durch eine Kompression der Glomerulumcapillaren im Bowmanschen Kapselraum zustande kommt (Rotter, Lapp u. Zimmermann 1962), da der Kapselraum dehnbar ist, und daß es sich auch bei den Einstülpungen von Hauptstücklichtungen in den Bowmanschen Kapselraum um ein agonales bzw. postmortales Geschehen handelt (Helmchen 1967) und nicht um das Zeichen einer Blockade des Inhalts der Bowmanschen Kapsel (Schönemann u. Bienengräber 1963; Waugh u. Mitarb. 1964; Mohr 1964), haben wir an anderer Stelle hervorgehoben (Bohle 1967). Desgleichen wurde von uns versucht zu zeigen, daß die als osmotische Nephrose bezeichneten Veränderungen sowie die interstitiellen entzündlichen Infiltrate nicht das Versagen der Funktion zu erklären vermögen. Daß interstitielle Infiltrate nicht, wie man annahm, durch Kompression der Harnkanälchen zu einer Funktionsstörung der Niere im Sinne des a.N. zu führen vermögen, mag folgender Fall demonstrieren (Abb. 2), bei dem die Harn-

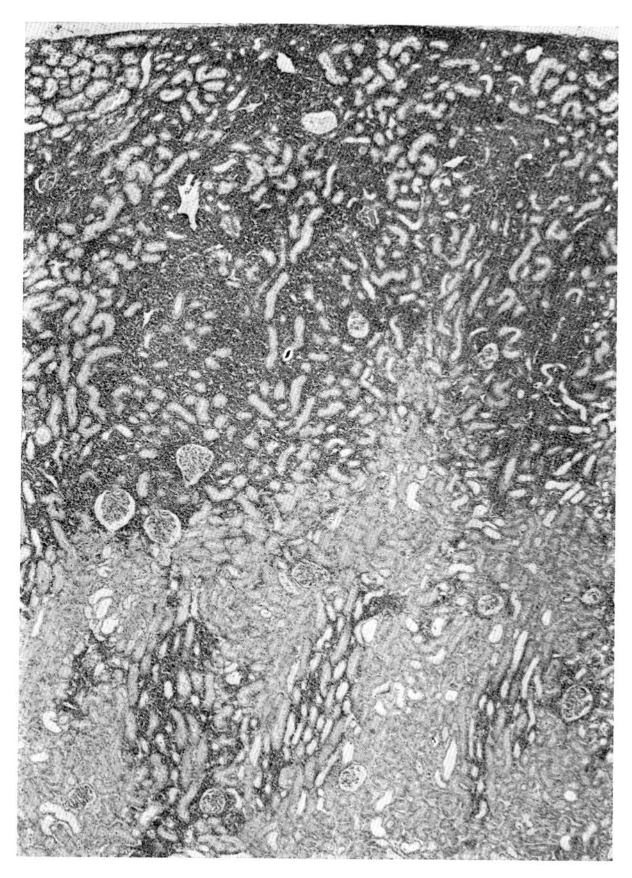

Abb. 2. SNr. 709/69, männl., 29 Jahre alt. Ausschnitt aus der Nierenrinde bei akuter Lymphoblastenleukämie mit dichten leukämischen Infiltraten im äußeren und mittleren Rindenbereich. Deutliche Auseinanderdrängung der Harnkanälchen durch diese Infiltrate. Giemsa-Färbung, Vergrößerung 27fach

kanälchen durch leukämische Infiltrate z. T. sehr stark auseinandergedrängt waren. Die Nieren dieses Patienten, deren Funktion bis zum Tode fast normal war – das Kreatinin lag nicht über 1 mg%, die Harnausscheidung betrug in den letzten Tagen 3200 bzw. 3800 ccm – wogen zusammen 740 g.

Damit erhebt sich die Frage nach dem eigentlichen morphologischen Äquivalent der gestörten Nierenfunktion.

Geht man beim Versuch, diese Frage zu beantworten, nicht vom Autopsie- sondern vom Biopsiematerial aus, so bleibt als wichtigster morphologischer Befund, wenn man die seltenen toxischen Parenchymschäden, über die hier nicht berichtet werden soll, einmal ausnimmt, die erhebliche Schwellung der Epithelien der Hauptstücke und der Tubuli contorti II. Es ist nun naheliegend anzunehmen, daß diese Zellschwellung bei den meisten Fällen von a.N. Ischämiefolge ist; d. h. wir vermuten, daß die Zellen während einer der akuten Funktionsstörung vorausgehenden Phase, z. B. während eines Kreislaufschockes so stark ischämisch geschädigt werden, daß sie vermehrt Flüssigkeit einlagern. Wir vermuten ferner, daß die geschwollenen Tubulusepithelien, deren bevorzugte Aufgabe in einer Rückresorption von Primärharnbestandteilen besteht, diese Funktion temporär nur noch unvollkommen oder gar nicht mehr ausüben können. Schließlich nehmen wir an, daß die Funktionsstörung sich auf die Glomerulumfunktion in der Weise auswirkt, daß der Filtrationsprozeß gedrosselt wird. Wie dies im einzelnen vor sich geht, wissen wir nicht genau. Nur so viel scheint sicher, daß diese Reduktion der Filtration als Reaktion auf eine geschädigte Tubulusfunktion zumindest in vielen Fällen nicht die Folge einer mangelhaften Nierenrindendurchblutung in der Postschockphase ist. Das geht sowohl aus Untersuchungen von H. H. Edel u. Mitarb. wie von D. Meyer hervor. H. H. Edel u. Mitarb. (1968) konnten nachweisen, daß Schocknieren von Verkehrstoten, zum Zwecke der Transplantation gewonnen und passager mittels Lavender-Kapsel an die Unterarmgefäße von Empfängern angeschlossen, bis zu 32 Std, wie blutige Messungen zeigten, normal durchblutet waren – die Untersuchungen wurden dann abgebrochen –, ohne daß mehr als nur wenige Kubikzentimeter Harn abgesondert worden waren. Histologisch zeigten die von uns untersuchten Nieren die oben herausgestellten, für das a.N. charakteristischen Veränderungen, z. T. mit Tubulusepithelnekrosen (Abb. 3).

Die Untersuchungen von D. Meyer aus unserem Arbeitskreis ergaben in Ergänzung der Edelschen Befunde, daß der reninbildende juxtaglomeruläre Apparat, der nach unseren Untersuchungen sehr empfindlich und relativ schnell (bei der Ratte in wenigen Stunden, beim Menschen wahrscheinlich innerhalb eines Tages) auf Blutdruck- bzw. -volumenschwankungen reagiert, beim a.N. kein von der Norm abweichendes Verhalten zu zeigen braucht. Das kann bedeuten:

1. daß zu keinem Zeitpunkt des a.N. eine Stimulation der Reninsekretion aufzutreten braucht, bzw.

2. daß nur in der Initialphase des a.N. evtl. vermehrt Renin gebildet wird und wir 4–10 Tage nach Beginn des a.N. kein morphologisches Äquivalent einer gesteigerten Reninsekretion finden konnten.

Unabhängig von diesen noch offenen Fragen ist nach unserer Ansicht denkbar, daß der Filtrationsprozeß beim akuten Nierenversagen allein durch eine veränderte Reagibilität der für die Filtration bedeutsamen Gefäßstrecke (Vas afferens, Glomerulumcapillaren, Vas efferens) auf Angiotensin II ohne Änderung der Reninsekretion beeinträchtigt wird.

Die enge nachbarliche Beziehung zwischen Macula densa, Goormaghtighschen Zellen und den Mesangiumzellen, modifizierten glatten Muskel-

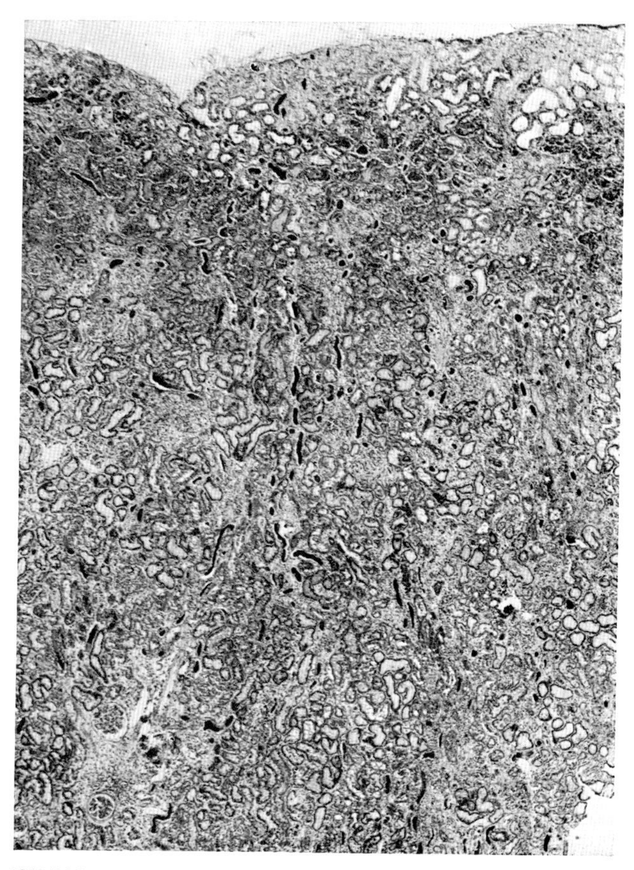

Abb. 3. 68/8/292, männl., 17 Jahre alt. Ausschnitt aus der Nierenrinde nach 19stündiger Perfusion in der Lavender-Kammer. Inulin- und PAH-Clearance gleich 0, Gesamtdurchblutung blutig gemessen 694 ml/min. Beginnende Koagulationsnekrosen im Bereich der Harnkanälchen der gesamten Nierenrinde, Eiweißzylinder in den aufsteigenden Henleschen Schleifen, unauffällige Glomerula. Goldner-Trichom-Färbung, Vergrößerung 27fach

zellen, lassen dabei unter Mitberücksichtigung der Befunde von THURAU u. Mitarb. (1965), sowie der Überlegungen von EIGLER (1967) daran denken, daß die Macula densa, wie von THOENES (1961) zuerst vermutet, bei der Natriumionen- und Flüssigkeitsverschiebung zwischen Tubulusinhalt und Hilusregion der Glomerula eine wesentliche Rolle spielt, und daß durch eine im Rahmen dieser Ionenflüssigkeitsverschiebung auftretende Steigerung der Reagibilität der Mesangiumzellen auf Angiotensin II die Glomerulumfiltration bei normaler Nierenrindendurchblutung so stark eingeschränkt wird, bis sich ein neues Gleichgewicht zwischen Tubulus- und Glomerulusfunktion entwickelt.

Fassen wir unsere Befunde zusammen, so hoffen wir, daß es uns gelungen ist, Ihnen zu zeigen, daß das a.N. in den meisten Fällen Folge einer nach morphologischen Kriterien reversiblen Störung der Tubulusfunktion ist. Für den Therapeuten bedeutet dies, wenn er differentialdiagnostisch andere Krankheiten, die zu einem plötzlichen Verlust der Urinausscheidung führen können, ausgeschlossen hat, durch Peritoneal- oder Hämodialyse der Niere die Möglichkeit zu geben, den an der Funktionsstörung erkennbaren Schaden ihrer Struktur durch Regeneration zu überwinden.

Zusammenfassung

Es wird über morphologische Befunde beim akuten Nierenversagen berichtet und dabei versucht, das strukturelle Äquivalent zur Funktionsstörung aufzuzeigen.

Als strukturelles Äquivalent der gestörten Nierenfunktion wird die ischämische Tubulusepithelschädigung – besonders deutlich am Biopsiematerial erkennbar – bezeichnet.

Darüber hinaus wird daraufhingewiesen, daß es Fälle von akutem Nierenversagen geben muß, bei denen trotz ausreichender Nierenrindendurchblutung die Filtration völlig oder weitgehend zum Erliegen kommt.

Die Reduktion bzw. das Sistieren der Filtration bei ausreichender Nierenrindendurchblutung wird unter Mitberücksichtigung der Befunde von THURAU u. Mitarb. sowie von THOENES erklärt. Es wird vermutet, daß die beim akuten Nierenversagen auftretende Flüssigkeits- und Ionenverschiebung (Natriumionen) im Bereich der Macula densa so beschaffen ist, daß sie über eine Veränderung der Reagibilität der für die Filtration bedeutsamen Gefäßstrecke (Vas afferens, Glomerulumcapillaren, Vas efferens) auf Angiotensin II auch bei normaler Nierenrindendurchblutung zu einer so starken Reduktion der Filtration führen kann, daß ein neues Gleichgewicht zwischen Tubulus- und Glomerulumfunktion entsteht.

Literatur

BOHLE, A., JAHNECKE, J., RAUSCHER, A.: Vergleichende histometrische Untersuchungen an bioptisch und autoptisch gewonnenem Nierengewebe mit normaler Funktion und bei akutem Nierenversagen. Klin. Wschr. **42**, 1–12 (1964).

– Pathologische Anatomie des akuten Nierenversagens. Verh. dtsch. path. Ges. **49**, 54–66 (1965).

– Neue Ergebnisse der Nierenforschung aus pathologisch-anatomischer Sicht. M.kurse ärztl. Fortbild. **17**, 528–534 (1967).

EDEL, H. H.: persönliche Mitteilung (1968).

EIGLER, F. W.: Regulierung von Glomerulumfiltrat und arteriellem Blutdruck durch den Natriumgradienten an den Macula densa-Zellen. Klin. Wschr. **45**, 23–30 (1967).

HELMCHEN, U.: Beitrag zum Verhalten des Hauptstückepithels in den Harnpolbereichen ischämisch geschädigter Rattennieren. Frankfurt. Z. Path. **77**, 269–281 (1967).

JAHNECKE, J., BRUN, C., BOHLE, A.: Über vergleichende Untersuchungen an Nierenpunktionszylindern bei normaler Nierenfunktion und bei akutem Nierenversagen. Klin. Wschr. **41**, 371 (1963).

MEYER, D.: Morphometrische Untersuchungen an juxtaglomerulärem Apparat und Macula densa bei verschiedenen Erkrankungen (im Druck).

MOHR, H. J.: zit. nach L. BRAUN: Zur Regeneration der Tubulusepithelien beim akuten Nierenversagen. Z. Urol. **57**, 789 (1964).

NONNENBRUCH, W.: Die doppelseitigen Nierenerkrankungen. Stuttgart: Ferd. Enke-Verlag 1949.

REMMELE, W., GILLE, J.: Zur pathologischen Anatomie des Kreislaufschocks beim Menschen. II. Renale Tubulusdilatation. Klin. Wschr. **46**, 636–642 (1968).

ROTTER, W., LAPP, H., ZIMMERMANN, H.: Pathogenese und morphologisches Substrat des „akuten Nierenversagens“ und seine Erholungszeit. Dtsch. med. Wschr. **84**, 669 (1962).

SCHOENEMANN, J., BIENENGRÄBER, A.: Morphologischer und fermenthistochemischer Beitrag zur Chronologie des akuten Nierenversagens. Virchows Arch. path. Anat. **336**, 59 (1963).

SCHUBERT, G. E.: Die pathologische Anatomie des akuten Nierenversagens. Ergeb. allg. Path. path. Anat. **49**, 1–112 (1968).

THOENES, W.: Zur Feinstruktur der Macula densa im Nephron der Maus. Z. Zellforsch. **55**, 486–499 (1961).

THURAU, K., SCHNERMANN, J.: Die Natriumkonzentration an den Macula densa-Zellen als regulierender Faktor für das Glomerulumfiltrat (Mikropunktionsversuche). Klin. Wschr. **43**, 410–413 (1965).

WAUGH, D., SCHLIETER, W., JAMES, A. W.: Infraglomerular epithelial reflux. (An early lesion of acute renal failure). Arch. Path. **77**, 93 (1964).

ZOLLINGER, H. U.: Cytologic studies with the phase microscope. Amer. J. Path. **24**, 545 (1948).

Die konservative Intensivbehandlung beim akuten Nierenversagen

Von **J. Eigler**

Aus der Med. Univ. Poliklinik und der Med. Klinik Köln-Merheim
(Direktor: Prof. Dr. E. Buchborn)

Gemäß einer Definition im Handbuch der Inneren Medizin bezeichnet man als akutes Nierenversagen „eine unabhängig vom renalen Grundleiden kurzfristig entstehende und fakultativ zur akuten Urämie fortschreitende reversible Niereninsuffizienz infolge plötzlicher, von der äußeren Flüssigkeits- und Elektrolytbilanz unabhängiger, kritischer Herabsetzung der renalen Ausscheidungsfunktion", die durch kausale Therapie bisher nicht, oder doch nicht sicher zu beeinflussen ist. Es handelt sich also um

Tabelle 1. *Ursachen der akuten Niereninsuffizienz*

I.	Prärenale Ursachen
	Blut-, Wasser- und Elektrolytverluste
	Akute Herzinsuffizienz
II.	Renale Ursachen
	Akutes Nierenversagen
	Akuter Schub bei chronischer Nierenerkrankung
	Akute Glomerulonephritis
	Akute interstitielle Nephritis
	Allergische Vaskulitis
	Myelomniere
III.	Postrenale Ursachen
	Obstruktionen

eine akut lebensbedrohliche Situation, die sofort zu präzisen diagnostischen und therapeutischen Maßnahmen zwingt. Leitsymptom ist die Oligo- bzw. Anurie, deren Ätiologie im Rahmen der akuten Niereninsuffizienz zu klären ist (Tab. 1). Dabei ist insbesondere auf den Ausschluß prärenaler und postrenaler Ursachen der Oligurie hinzuweisen, die selbstverständlich gleich therapiert werden müssen.

Gegenstand dieses Symposions ist jedoch das akute Nierenversagen im eigentlichen Sinn, das hinsichtlich Pathogenese, klinischem Verlauf und

Prognose als eigenes Krankheitsbild von anderen Formen der akuten Niereninsuffizienz abgegrenzt werden sollte. Von den im einzelnen möglicherweise wirksam werdenden Pathomechanismen, die zur kritischen Verminderung der glomerulären Filtration führen, ist im Vortrag THURAU (vgl. S. 1) gesprochen worden. Für die Klinik wesentlich ist der Nachweis eines Schockereignisses oder einer längerdauernden arteriellen Hypotension, wie sie im Gefolge von Traumen, Verbrennungen, septischen Prozessen und Fehltransfusionen gelegentlich beobachtet wird. Ursächlich kommen ebenfalls verschiedene Nephrotoxine in Betracht, doch stehen zahlenmäßig Schockzustände während oder nach operativen Eingriffen und Traumen an erster Stelle. Bei allen diesen Patienten bedeutet daher das akute Nierenversagen eine lebensbedrohliche Komplikation bei einem ohnehin meist schweren Grundleiden. Aus dieser Tatsache resultiert die auch heute noch mit 50–60% hohe Mortalität (Abb. 1). Für die Intensivtherapie ergibt sich daraus die Notwendigkeit, bei solchen Kranken den verschiedensten therapeutischen Gesichtspunkten Rechnung zu tragen und sie aufeinander abzustimmen.

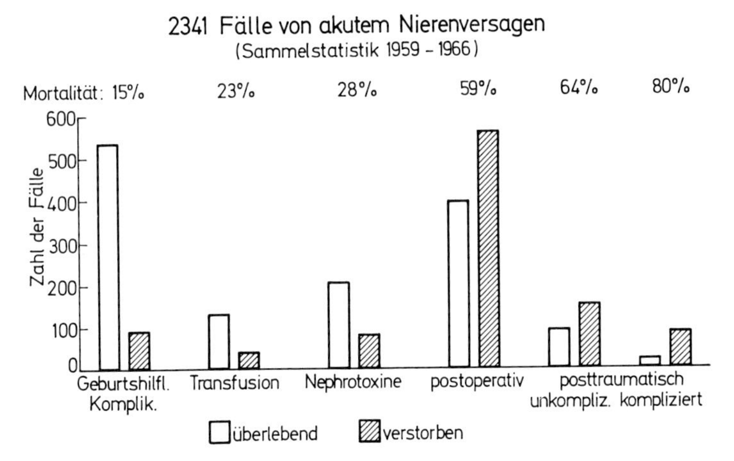

Abb. 1. Mortalität bei akutem Nierenversagen in Abhängigkeit von der klinisch relevanten Ursache. Die Mortalität ist bei postoperativ und posttraumatisch entstandenem akutem Nierenversagen auch heute noch sehr hoch (modifiziert nach E. BUCHBORN u. H. EDEL)

Das akute Nierenversagen im hier definierten Sinn wird hinsichtlich seines Verlaufs in 4 Stadien eingeteilt:

1. das Schockereignis,
2. die oligurische oder anurische Phase,
3. die polyurische Phase und
4. die Phase der allmählichen und meist vollständigen Restitution.

Die therapeutischen Maßnahmen während der Phase 1 sind selbstverständlich auf die Beseitigung des Schockzustandes, insbesondere durch Volumensubstitution gerichtet. Kommt es nach Wiederherstellung normaler Kreislaufverhältnisse nicht wieder zu einer ausreichenden Urinausscheidung oder wird nach einem freien Intervall eine Oligurie beobachtet, so ist in dieser sog. funktionellen Phase des akuten Nierenversagens der Versuch einer medikamentösen Therapie mit Diuretika und osmotisch wirksamen Substanzen angezeigt (vgl. S. 38). Hat sich jedoch das Vollbild des akuten Nierenversagens entwickelt, so sind alle Versuche, die Diurese durch irgendwelche Maßnahmen zu steigern oder wieder in Gang zu bringen, als zwecklos und gefährlich zu unterlassen. Von diesem Augenblick an müssen alle therapeutischen Maßnahmen darauf gerichtet sein, für einen Zeitraum, der wenige Tage bis mehrere Wochen betragen kann, die fehlenden renalen Regulations- und Ausscheidungsfunktionen zu überbrücken bzw. zu kompensieren. Hierzu gehören neben den allgemeinen Maßnahmen der Intensivpflege, deren Besonderheiten beim akuten Nierenversagen am Schluß besprochen werden sollen, die sorgfältige Bilanzierung des Wasser-, Elektrolyt- und Säurebasenhaushaltes sowie eine eiweißarme, aber hochcalorische Ernährung.

Für die Bilanzierung des Wasserhaushaltes gilt als Regel, daß beim normothermen erwachsenen Patienten unter Ruhebedingungen die Flüssigkeitszufuhr pro 24 Std nicht mehr als 500 ml plus die am Vortage ausgeschiedene Flüssigkeitsmenge über Stuhl, Erbrechen, Drainagen, Fisteln und dergl. betragen soll. Diese Menge erscheint gering, ist aber unter den genannten Bedingungen voll ausreichend, weil dem Organismus zusätzlich pro Tag mehrere hundert ml Wasser aus Oxydationsvorgängen des Stoffwechsels und aus Zellwasser von eingeschmolzenem Gewebe zur Verfügung stehen. Die Berechnung von Wasserverlusten etwa durch erhöhte Temperatur, starkes Schwitzen, Mundatmung oder unzureichende Luftfeuchtigkeit in überheizten Räumen kann im Einzelfall außerordentlich schwierig sein. Die tägliche *Gewichtskontrolle* solcher Patienten ist daher unerläßlich. Da während des akuten Nierenversagens der endogene Abbau von körpereigenem Gewebe durch keine Maßnahme vollständig zu vermeiden ist, gilt unter diesen Bedingungen eine tägliche Gewichtsabnahme von 200–300 g als Zeichen ausgeglichener Bilanz. Wegen der durch Überwässerung drohenden Gefahren sollte eine stärkere Gewichtszunahme unter allen Umständen vermieden werden. Bei schwerkranken Patienten, insbesondere solchen mit schwer abschätzbaren extrarenalen Flüssigkeitsverlusten kann daher die Einhaltung von kürzeren Bilanzperioden von 8 oder 12 Std Dauer zweckmäßig sein.

Aus der Kombination von Überwässerung und hochgradiger Niereninsuffizienz resultiert nicht selten das klinische Syndrom der sog. urämischen „Fluid lung“, das durch ein interstitielles Ödem entsteht, klinisch durch

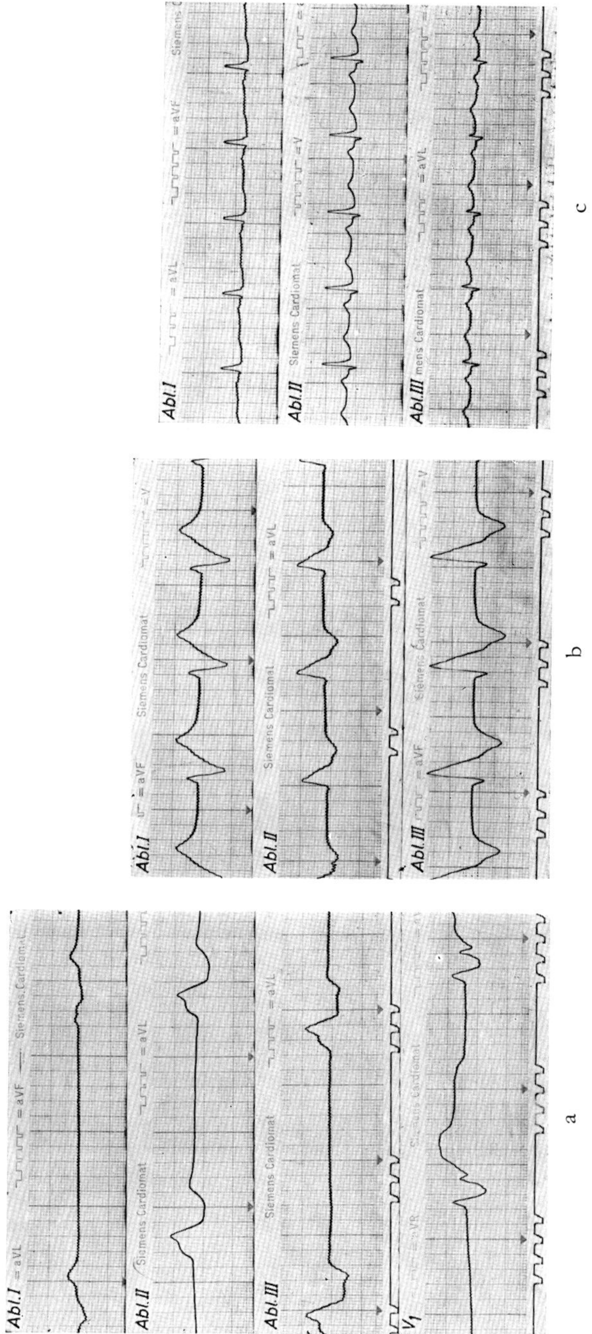

Abb. 2. Wirkung von hochprozentiger Natriumchlorid- und Calciumgluconatlösung auf schwerste Hyperkaliämiebedingte EKG-Veränderungen. a) vor Dialyse, Serumkalium 8 mval/l, Kammerfrequenz 32/min., b) EKG 10 min nach Injektion von 20 ml 10 %iger Natriumchlorid- und 20 ml 10 %iger Calciumgluconatlösung, c) nach Dialyse, Serumkalium 5,7 mval/l. (Nach E. Buchborn u. H. Edel: Akutes Nierenversagen. In: Handbuch d. inn. Medizin, Herausgeber: H. Schwiegk, VIII/1–3. Berlin-Heidelberg-New York: Springer 1968)

Dyspnoe bei häufig geringem Auskultationsbefund und röntgenologisch durch eine vorwiegend perihiläre diffuse Verschattung gekennzeichnet ist.

Unter den Elektrolyten bedürfen Natrium und Kalium ebenfalls sorgfältiger Bilanzierung. Da der extrarenale Natriumverlust beim Gesunden unter Ruhebedingungen mit 5–10 mval/24 Std außerordentlich gering ist, müssen nur stärkere extrarenale Natriumverluste etwa durch Schwitzen, Erbrechen oder gastrointestinale Sonden quantitativ ersetzt werden. Ein Zuviel an Natrium kann hier durch Expansion des Extracellulärraumes zu Hypertonie sowie akuter cardialer und pulmonaler Insuffizienz führen.

Im oligurischen Stadium des akuten Nierenversagens ist fast immer, wenn auch im Einzelfall in unterschiedlichem Ausmaß, mit einer Erhöhung des Serumkaliumspiegels zu rechnen. Wegen seiner akut cardiotoxischen Wirkung ist daher eine enterale oder gar parenterale Kaliumzufuhr im Stadium der Oligurie nur dann indiziert, wenn erhebliche extrarenale Kaliumverluste durch tägliche Kontrolle des Serumkaliumspiegels nachgewiesen worden sind.

Es besteht eine nur lose Korrelation zwischen der Höhe des extracellulären Kaliumgehaltes und den elektrokardiographischen Veränderungen, insbesondere ist zu beachten, daß bei älteren Patienten die für Hyperkaliämie typische unregelmäßig zeltförmige Überhöhung der T-Welle durch bereits vorher bestehende unspezifische Repolarisationsstörungen im Kammerendteil sich verbergen und eine annähernd normale T-Welle unter diesen Umständen einen scheinbar normalen Befund vortäuschen kann. Bei Hyperkaliämien über 7 mval/l oder bei schweren Hyperkaliämie-bedingten EKG-Veränderungen unabhängig von der absoluten Höhe des Serumkaliumspiegels besteht eine absolute Indikation zu sofortiger Hämodialyse. Lediglich für einige Stunden lassen sich bedrohliche cardiale Komplikationen durch die intravenöse Infusion von 20–50 ml 10%iger Kochsalzlösung, der gleichen Menge 10%iger Calciumgluconatlösung sowie von 4%igem Natriumcarbonat überbrücken (Abb. 2).

Besteht eine nur mäßige Hyperkaliämie und sind die elektrokardiographischen Veränderungen nicht so schwerwiegend, so kann der Serumkaliumspiegel durch Verwendung von Ionenaustauschenden Kunstharzen entweder per os oder bei den meist schwerkranken Patienten besser als rektaler Einlauf wirkungsvoll gesenkt werden. Zur Verfügung stehen das Resonium A, ein Präparat, bei dem im Darm Natrium gegen Kalium ausgetauscht wird und das Präparat Serdolit, das auf der Austauschwirkung Kalium gegen Calcium beruht. Das letztere Präparat hat den Vorteil, daß durch seine Anwendung die Zufuhr größerer Natriummengen unterbleibt. Nach unseren Erfahrungen läßt sich der Kaliumspiegel durch 2malige Gabe pro 24 Std von etwa 50 g Resonium A als Clysma im Schnitt um gut 1 mval/l senken (Abb. 3).

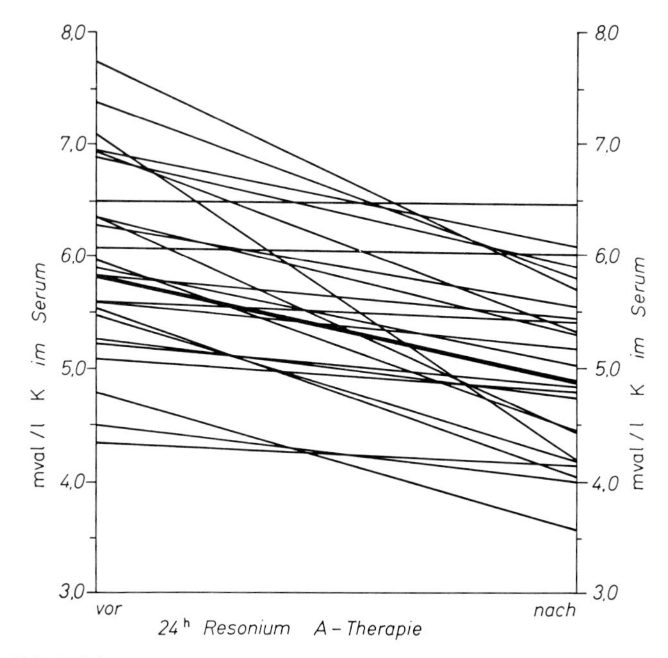

Abb. 3. Die Wirkung von Resonium A auf die Verminderung des Serumkaliumgehaltes. Werte vor und nach 1- bis 2maliger rektaler Gabe von jeweils 40–50 g Resonium A innerhalb von 24 Std. (Nach E. Buchborn u. H. Edel: Akutes Nierenversagen. In: Hdb. d. Inn. Medizin, Herausgeber: H. Schwiegk, VIII/1–3. Berlin-Heidelberg-New York: Springer 1968)

Mit Beginn der 3., der polyurischen Phase, sind die Patienten dann umgekehrt durch erhebliche Elektrolyt- und Wasserverluste bedroht. Die tägliche Zufuhr von 150–200 mval Kalium kann dann notwendig werden. Ist der Patient zu oraler Flüssigkeitsaufnahme imstande, ist in der Regel eine ausreichende Zufuhr über das Durstgefühl gewährleistet. Ist der Patient jedoch bewußtseinsgetrübt oder muß die Zufuhr parenteral erfolgen, so müssen Bilanzbedingungen weiterhin streng eingehalten werden. Infolge der ADH-Refrakterität während der polyurischen Phase ist die Wasserkonservierung unzureichend. Urinausscheidungen von 3–4 l/24 Std werden beobachtet und müssen, falls der Patient keine Zeichen der Überwässerung zeigt, quantitativ ersetzt werden.

Das Fehlen der renalen Regulationsfunktion im Stadium der Oligurie führt zwangsläufig zu einer metabolischen Acidose mit Abnahme des Serumbikarbonatspiegels. Die Toleranzbreite des Organismus ist gegenüber Acidosen größer als gegenüber Alkalosen. Obwohl es also beim akuten Nierenversagen regelmäßig zu einer Abnahme des Standardbikarbonats kommt, ist eine alkalisierende Therapie erst dann indiziert, wenn klinische Acidosezeichen manifest werden oder das Serumbicarbonat unter 10–12 mval/l absinkt. Wird der Patient erst im Zustand schwer dekompensierter metabolisch bedingter Acidose auf dem Boden des akuten Nierenversagens in die Klinik gebracht, so sollte die wirksamste Maßnahme zur Regulation oder Wiederherstellung der Homöostase, nämlich die Dialyse, zur Anwendung kommen. Als alkalisierende Substanz wird Natriumbicarbonat als intravenöse Infusion von den meisten Autoren bevorzugt. Natriumlactat sollte wegen des beim akuten Nierenversagen gestörten Lactatstoffwechsels nicht gegeben werden, die Anwendung von Trispuffer oder Tham erscheint wegen der dabei zu beobachtenden Hyperkaliämie nicht wesentlich vorteilhafter.

Um dem oft hohen Calorienbedarf dieser Kranken gerecht zu werden und den endogenen Eiweißkatabolismus möglichst gering zu halten, ist eine enterale oder parenterale Zufuhr von wenigstens 2000 Calorien, die in Form einer eiweißarmen, natrium- und kaliumarmen, aber fett- und kohlenhydratreichen Nahrung unter Beachtung einer ausgeglichenen Flüssigkeitsbilanz anzustreben. Praktisch stehen der Durchführung dieser Maßnahme häufig große Schwierigkeiten entgegen, weil die ohnehin oft zu Erbrechen neigenden Patienten eine derart konzentrierte kohlenhydrat- und fettreiche Nahrung verweigern. Oft ist deshalb die parenterale Zufuhr hochprozentiger Zuckerlösung das Mittel der Wahl. Ist die exogene Calorienzufuhr unzureichend, wird der endogene Eiweißkatabolismus und damit der Anfall stickstoffhaltiger Stoffwechselendprodukte gefördert. Da jedoch auch bei ausreichender Zufuhr von Calorien in Form von Kohlenhydraten und Fett ein basaler Eiweißumsatz und -abbau erfolgen, erscheint die Gabe einer völlig eiweißfreien Diät nicht indiziert, sondern es sollte ein Eiweißminimum in der Größenordnung von 0,5 g/kg Körpergewicht pro Tag gegeben werden. Damit gewinnt man überdies den Vorteil größerer Schmackhaftigkeit bei oraler Ernährung. Die Wirkung anaboler Steroide ist im Hinblick auf die Eiweißbilanz beim akuten Nierenversagen insgesamt sehr begrenzt, ihre generelle Anwendung daher kaum zu empfehlen. Als besonders kaliumreiche Nahrungsmittel sind Trockenfrüchte, Bananen und konzentrierte Fruchtsäfte unbedingt zu meiden.

Die prinzipielle Richtigkeit aller der bisher genannten Maßnahmen steht heute außer Zweifel. Hinsichtlich ihrer praktischen Durchführung ist jedoch eine gewisse Lockerung und damit Erleichterung eingetreten, seitdem sich – möglich geworden durch die technischen Fortschritte der Dialyseverfahren – das Prinzip der sog. *prophylaktischen Dialyse* durchgesetzt hat, d. h. die Anwendung und wiederholte Anwendung eines geeigneten Dialyseverfahrens jeweils vor dem Auftreten irgendwelcher urämischer Intoxikationszeichen. Da die Dialyse das effektivste Mittel darstellt, um die fehlende renale Regulation und Ausscheidungsfunktion zu ersetzen, ist unter diesen Umständen eine gewisse Liberalisierung in der Flüssigkeitszufuhr und Diätetik erlaubt, was sich auf den Krankheitsverlauf insgesamt positiv auswirkt.

Im Rahmen der konservativen Intensivtherapie des akuten Nierenversagens verdient schließlich das Problem der cumulativen Toxizität von normalerweise über die Niere ausgeschiedenen Arzneimitteln besondere Beachtung. Obwohl die medikamentöse Toleranz bei Patienten mit akutem Nierenversagen außerordentlich variabel ist, ist für alle auf der Tabelle 2 aufgeführten Medikamente prinzipiell mit einer toxischen Cumulation zu rechnen. Naturgemäß gilt das besonders für Medikamente, die regelmäßig und über längere Zeiträume verabfolgt werden, wie beispielsweise

Tabelle 2. *Kumulative Toxizität verschiedener Medikamente bei Niereninsuffizienz* (Nach SCHREINER u. MAHER, 1961)

ANTIBIOTICA	
Atropin (derivate)	Hg-Verbindungen
BAL	Mg-Laxantien
Barbiturate	Morphin (derivate)
Bromide	Pentothal
Cholin	Phenothiazine
Codein	Procainamid
Chinidin	Salizylate
Hexamethonium	Sulfonamide
Herzglykoside	

für Antibiotika und Herzglykoside. Aufgrund der bis 1966 in der Weltliteratur vorliegenden Daten hat KUNIN für alle Antibiotika eine sehr sorgfältige und umfassende tabellarische Übersicht zusammengestellt. Eine halbschematische Darstellung der biologischen Halbwertszeiten bei hochgradig eingeschränkter renaler Clearance bringt die Abbildung 3. Es ist ersichtlich, daß die Halbwertszeit mancher ohnehin potentiell-toxischer Antibiotika unter diesen besonderen Bedingungen bis auf das 20- und 30fache verlängert sein kann, alle diese Antibiotica daher nur bei strenger Indikation und unter Beachtung dieser Daten, d. h. unter Verringerung der Einzeldosis und Vergrößerung des zeitlichen Intervalls angewendet werden dürfen.

Auch die Halbwertszeit sämtlicher Glykoside ist bei hochgradiger Niereninsuffizienz jeder Genese verlängert. Dosisreduzierungen auf die Hälfte bis auf $^{1}/_{3}$ der Norm sind deshalb auch hier notwendig. Manche Autoren bevorzugen, da Digitoxin überwiegend in der Leber abgebaut und erst seine Metaboliten mit dem Harn ausgeschieden werden, dieses Glykosid. Strenge Indikation sowie sorgfältige klinische und elektrokardiographische Überwachung sind jedoch in jedem Fall erforderlich.

Zu den obligaten Symptomen des akuten Nierenversagens gehört die oft schwere Anämie. Sie kann durch keinerlei Medikamente, sondern nur durch Bluttransfusionen gebessert werden. Dabei sollte man, um unerwünschte Volumeneffekte zu vermeiden, Erythrocytenkonzentrate bevor-

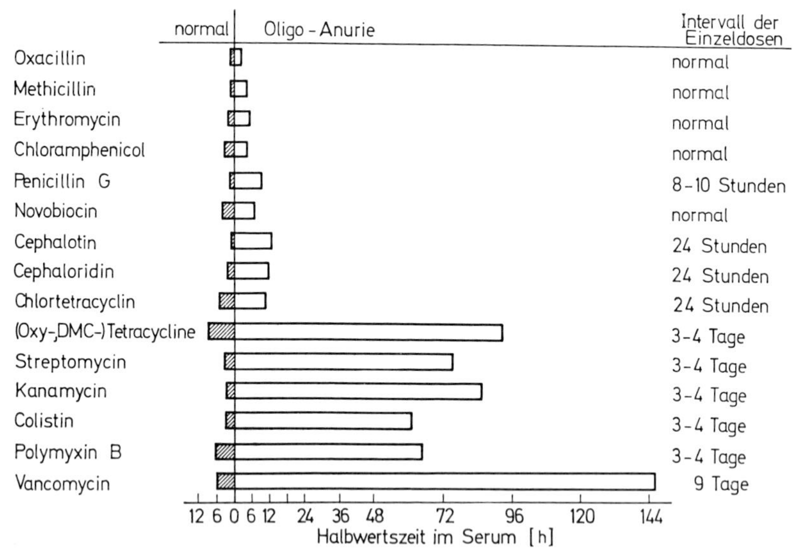

Abb. 4. Verlängerung der Halbwertszeit verschiedener Antibiotika bei hochgradiger Oligu-Anurie. (modifiziert nach Kunin 1967)

zugen, zumal sich im Plasma länger lagernder Blutkonserven gelegentlich ein stark erhöhter Kaliumgehalt findet. Der Einfluß von Bluttransfusionen auf stickstoffhaltige Stoffwechselendprodukte wie Rest-N oder Harnstoff ist unerheblich; von daher können sie also unbedenklich gegeben werden.

Klinisch relevante Hypocalciämien gehören zu den Ausnahmen; entsprechende Symptome können durch parenterale Calciumgaben beseitigt werden.

Die regelmäßig beim akuten Nierenversagen sich entwickelnde Hypermagnesiämie ist in ihrer klinischen Bedeutung noch unklar und bisher ohne therapeutische Konsequenzen geblieben.

Die urämisch bedingte Pericarditis kann nur symptomatisch und indirekt durch effektive Dialyse behandelt werden. Führt ein Pericarderguß zu starker Einflußstauung, ist selbstverständlich die Pericardpunktion indiziert.

Beim unkomplizierten akuten Nierenversagen ist eine generelle Infektionsprophylaxe ebensowenig notwendig wie die Einführung eines Dauerkatheters. Da diese Patienten jedoch in erhöhtem Maße infektionsgefährdet sind, sollte man sich nicht nur antiseptischer Technik befleißigen, sondern auch scheinbar banale Infekte durch Gabe eines nicht toxischen Antibiotikums angehen.

Obwohl die entscheidende Wende in der Prognose des akuten Nierenversagens erst mit dem konsequenten Einsatz von Dialyseverfahren beginnt, darf man die Bedeutung von solchen Maßnahmen der konservativen Intensivtherapie keineswegs unterschätzen.

Literatur

BUCHBORN, E., EDEL, H.: Akutes Nierenversagen. In: Hdb. d. inn. Medizin. Herausgeber: H. SCHWIEGK, VIII/1–3. Berlin-Heidelberg-New York: Springer 1968.

BRAUN, L.: Das akute Nierenversagen. Stuttgart: Enke-Verlag 1968.

HAMBURGER, J., RICHET, G., CROSNIER, J., FUNCK-BRENTANO, J. L., ANTOINE, B., DUCROT, H., MERY, J. P., DE MONTERA, H.: Nephrology, Bd. I und II. Philadelphia: Saunders 1968.

KUNIN, C. M.: A guide to use of Antibiotics in patients with renal disease. Ann. intern. Med. **67**, 151 (1967).

LAHRTZ, HG., REINHOLD, H. M., VAN ZWIETEN, P. A.: Serumkonzentration und Ausscheidung von ^{3}H-Digitoxin beim Menschen unter normalen und pathologischen Bedingungen. Klin. Wschr. **47**, 695 (1969).

MERRILL, J. P.: The treatment of renal failure. New York u. London: Grune u. Stratton 1965.

SANER, R. P., ZENTNER, P., FANKHAUSER, S.: Elektrokardiogramm und Achillessehnenreflexzeit bei Hyperkaliämie. Schweiz. med. Wschr. **98**, 1137 (1968).

SARRE, H.: Nierenkrankheiten. Stuttgart: Thieme 1967.

SCHREINER, G. E., MAHER, J. F.: Uremia: Biochemistry, pathogenesis and treatment. Springfield (Ill.): Ch. C. Thomas 1961.

STRAUSS, M. G., WELT, L. G.: Diseases of the kidney. Boston: Little, Brown 1963.

Klinische Erfahrungen mit hypertonen Mannitinfusionen in der Behandlung des akuten Nierenversagens

Von **M. Dérot, A. Kopf** und **R. Assan**

Faculté de Médecine de Paris, Chaire de Clinique médico-sociale du Diabète et des Maladies metaboliques. Hôtel-Dieu

Einleitung

Mannit ist ein sechswertiger Alkohol, der sich von Mannose ableitet. Es wird im Organismus kaum metabolisiert und nach glomerulärer Filtration nicht tubulär resorbiert. Seine intravenöse Verabreichung hat bei intakter Niere eine osmotische Diurese zur Folge. Diese Diuresesteigerung, die von der glomerulären Filtration bzw. von der Anwesenheit von Mannit in den Tubuli abhängt, ist begleitet von 1. einer Zunahme des Nierenplasmastroms ohne Veränderung des Glomerulumfiltrates, 2. einer Zunahme der Harnausscheidung von Natrium, Kalium und Wasserstoff-Ionen und 3. einer Herabsetzung der Harnkonzentration. Eine schematische Darstellung der Wirkung hypertoner Mannitinfusionen auf den Organismus mit und ohne Niere gibt Abbildung 1.

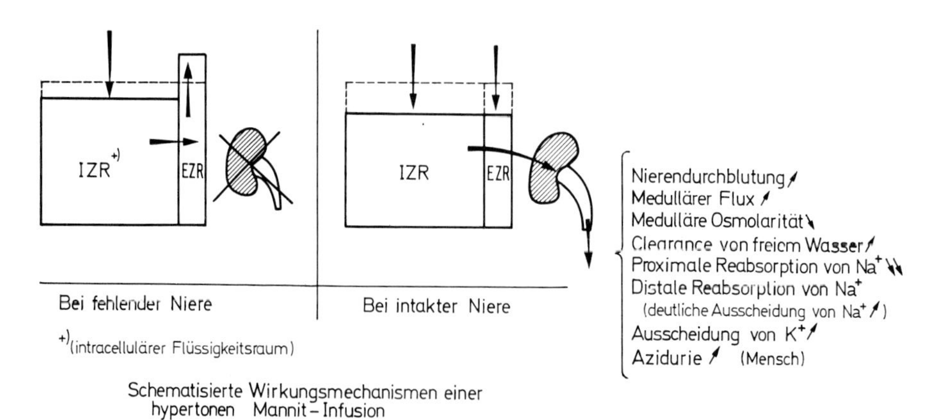

Abb. 1

Die klinische Anwendung der Osmotherapie mittels Mannit in der Vorbeugung und Behandlung des akuten Nierenversagens geht auf das Jahr 1960 zurück. Von uns wurde sie seit 7 Jahren angewandt und zwar sowohl bei Patienten mit akutem Nierenversagen als auch in der Behandlung schwerer Ödemfälle in Kombination mit Saluretica. Die vorliegende Mitteilung analysiert die Resultate von 109 hypertonen Mannitinfusionen, die an 96 Patienten mit akutem Nierenversagen angewandt wurden.

Material und Methoden

Die ätiologische Zusammensetzung des behandelten Patientengutes ist in Tabelle 1 wiedergegeben. Das Krankengut war naturgemäß hinsichtlich des durchschnittlichen Alters, des somatischen Zustandes, der Beeinträchtigung durch das auslösende Grundleiden und verschiedene verschlimmernde bzw. komplizierende Faktoren nicht homogen. Es besteht ein deutliches zahlenmäßiges Überwiegen von Septikämien post abortum, so daß junge, zuvor gesunde Frauen deutlich prävalieren.

Tabelle 1

Ätiologie	Zahl	Durchschnittl. Alter	Therapieerfolg günstig	ungünstig
Septikämie post abortum	60	28	40	20
Anurie post partum	3	30	2	1
Transfusionszwischenfälle	9	44	4	5
Nierenversagen postoperativ bzw. posttraumatisch	9	48	4	5
Verschiedene Ursachen	11	34	5	6
Ursachen unbekannt	2	68	1	1
Akute Schübe bei chronischer Niereninsuffizienz	2		0	2

Dabei war das auslösende Schockereignis mittelschwer bis schwer und verhielt sich unterschiedlich gegenüber der initialen Schockbehandlung. Die auslösenden Intoxikationen waren stets schwer, wobei Quecksilberverbindungen im Vordergrund standen. Auch die posttraumatisch oder postoperativ bedingten Oligo-Anurien betrafen stets polytraumatisierte Patienten oder schwere chirurgische Eingriffe. Die Mannitinfusion erfolgte bei nahezu allen Fällen (103 Infusionen bei 90 Kranken) einheitlich in folgender Weise: Initial wurden 500 ml einer 10%igen Mannitlösung innerhalb 6 Std i.v. mit oder ohne gleichzeitiger Bluttransfusion oder sonstigen Infusionen appliziert; die gleiche Dosis wurde innerhalb der nächsten 18 Std infundiert, wobei im Falle eines positiven Effektes mit Diuresesteigerung jeweils 100 ml der 10%igen Mannitlösung in 6 Std infundiert wurden. Einige Kranke erhielten die gleiche Mannitdosis (50 g) als 200 ml der 25%igen Lösung, was wegen der leichten Ausfällbarkeit des Mannits technisch schwieriger, praktisch jedoch wegen geringerer Flüssigkeitszufuhr vorteilhafter schien.

Bei 90 Patienten wurde Mannit bereits in den ersten Stunden nach Krankenhausaufnahme parallel mit der Schockbehandlung appliziert, 6 Patienten erhielten Mannit erst mit dem Wiedereinsetzen der Diurese nach einer mehrtägigen Oligo-Anurie gleichzeitig mit einer Dialysebehandlung. Eine beschränkte Auswahl der Patienten erfolgte lediglich dadurch, daß bei mehr als achttägiger Anuriedauer kein Mannit mehr verabfolgt wurde, ebenso bei Vorliegen einer massiven Überwässerung mit der Gefahr des Lungenödems und schließlich bei denjenigen Patienten, bei denen schon zum Zeitpunkt der Krankenhausaufnahme eine extrakorporale Dialyse unvermeidbar war.

Daneben wurde die je nach Einzelfall notwendige Behandlung mit Antibiotica, Volumensubstitution, i.v. Steroidtherapie sowie chirurgische bzw. gynäkologische Eingriffe durchgeführt. Vasopressorische Substanzen, alpha-Rezeptorenblocker und beta-Rezeptorenstimulatoren wurden in der Regel nicht angewandt.

Ergebnisse

Die Therapiebeurteilung erfolgte im wesentlichen im Hinblick darauf, ob die noch vorhandene Diurese aufrechterhalten werden konnte oder eine bereits hochgradige Oligurie in eine Diuresesteigerung von mehr als 500 ml/24 Std übergeführt werden konnte. In den positiv ansprechenden Fällen gelang es in der Regel, diese Diuresegröße während mehrerer Tage aufrechtzuerhalten. Ob die Diuresesteigerung hinsichtlich der Harnstoff- und Elektrolytausscheidung rasch genug wirksam war, um evtl. auch eine extrakorporale Dialysebehandlung zu umgehen, war nicht in jedem Fall eindeutig zu entscheiden.

Die Verteilung von Erfolg und Mißerfolg auf die einzelnen ätiologischen Gruppen des untersuchten Kollektivs ist in Tabelle 1 wiedergegeben. Hiernach sprachen 56 der 96 Patienten unmittelbar positiv an, d. h. es gelang die Aufrechterhaltung oder Wiederherstellung einer Tagesharnmenge von mehr als 500 ml/24 Std. Dem standen 40 ungünstig reagierende Patienten mit Eintritt oder Persistenz einer kritischen Oligo-Anurie gegenüber. Von denjenigen Patienten, welche 2 Mannitinfusionen erhielten, reagierten 5 günstig, 8 ungünstig. Folgende Einzelfaktoren lassen sich aus diesem Gesamtergebnis herausstellen:

1. Ätiologie

Die günstigsten Ergebnisse fanden sich bei der Septikämie bzw. Anurie post abortum, während die Erfolge bei akutem Nierenversagen nach Trauma bzw. Operation, nach Transfusionszwischenfällen und Intoxikationen sowie nach verschiedenen anderen Ursachen weniger günstig ausfielen (Tab. 1). Hierbei spielen sicherlich die gute körperliche Ausgangsverfassung der jungen Frauen in der Abortgruppe und die meist rasche Beseitigung der intrapelvinen Lokalinfekte eine erhebliche Rolle. Auch führt der oft dramatische Charakter einer Septikämie post abortum die Kranken nicht selten schneller in ein nephrologisches Zentrum als postoperative Anurien oder Fälle nach unverträglichen Bluttransfusionen.

2. Schockbehandlung

Die Kranken wurden im Hinblick auf einen auslösenden Kreislaufschock bei der Erstuntersuchung in 3 Kategorien aufgeteilt (Abb. 2): a) „ohne Schock" waren 7 Patienten ohne klinische Schockzeichen und ohne arterielle Hypotonie; b) „ausgeprägten Schock" zeigten 28 Patienten mit einem Blutdruck unter 60 mmHg, der oft gar nicht mehr meßbar war und mit deutlichen peripheren Schockzeichen einherging. Diese Patienten wurden mit ausgiebiger Volumensubstitution und Steroidtherapie behandelt. Je 14 dieser Patienten erhielten die hypertone Mannitinfusion, nachdem sie vorher schon günstig auf eine Schockbehandlung reagiert hatten, während

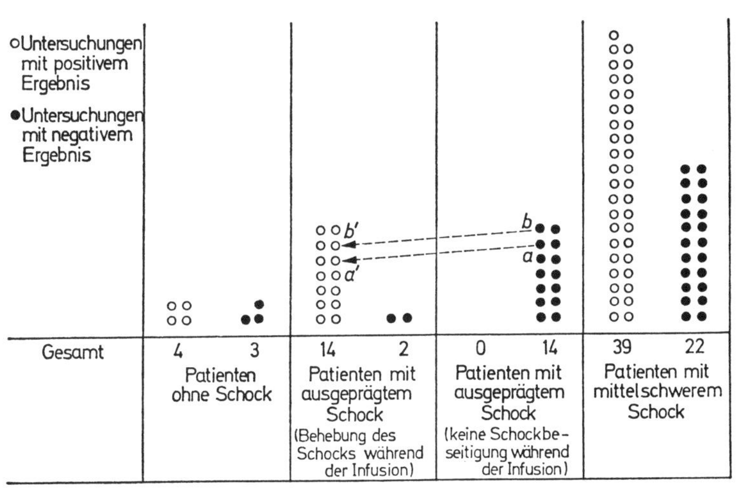

Ergebnisse der Mannit-Infusion zur Zeit der Erstuntersuchung der Patienten im Hinblick auf das eventuelle Vorliegen eines Schockzustandes.

Abb. 2

die andere Hälfte während der Mannitinfusion noch einen Schockzustand aufwiesen; c) einen „mittelschweren Schock" wiesen weitere 61 Patienten auf. In keinem der Fälle mit stark ausgebildetem Schockzustand führte Mannit vor Korrektur des Schockzustandes zu einem Erfolg. Zwei Kranke, die auf eine erste Infusion während eines manifesten Schocks keine Diuresesteigerung aufwiesen, reagierten einige Stunden später auf eine zweite Mannitinfusion günstig.

3. Zeitintervall zwischen auslösendem Ereignis und Beginn der Mannitbehandlung

Dieses Zeitintervall ist zwar im Einzelfall manchmal schwer zu bestimmen, seine Bedeutung ist jedoch nicht zu unterschätzen (Abb. 3). Es gelang mit hypertoner Mannitinfusion in keinem Fall, bei dem eine mehr als 48stündige Oligo-Anurie vorlag, die Diurese wieder in Gang zu setzen. Aber auch eine frühzeitige Mannitinfusion ist nicht in jedem Fall eine ausreichende Voraussetzung für den Erfolg, da bei 54 Patienten mit einer Oligo-Anurie-Dauer von weniger als 48 Std in 50% ein Mißerfolg zu verzeichnen war. Liegt dagegen keine ausgeprägte Oligurie, wenn auch eine kritisch verminderte Harnstoffausscheidung vor, so ist die Mannitinfusion in allen 20 Fällen von einer befriedigenden Diuresesteigerung gefolgt, selbst dann, wenn die Infusion nach mehr als 48 Std verabreicht wurde (4 Patienten). Wurde Mannit (6 Patienten) nach extrakorporaler Dialyse bei schon wieder in Gang gekommener Diurese appliziert, so wurde keine Diuresesminderung hiernach beobachtet.

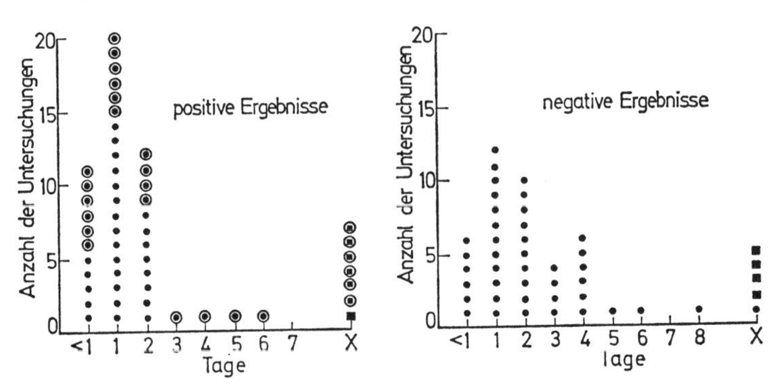

Einfluß des Zeitintervalls zwischen dem Beginn des (Schock-) Ereignisses und dem Einsetzen der Mannit-Infusion
- • Patienten mit Oligo-Anurie
- ◉ Patienten mit Diurese
- ▪ Untersuchungen nach renaler Dialyse; (Oligo-)Anurie
- ◉ Untersuchungen nach extrarenaler Dialyse; ohne Aufhebung der Diurese

Abb. 3

4. Aufnahmebefund

Hypertone Mannitinfusionen führten in keinem Fall zu einem günstigen Ergebnis mit Diuresesteigerung bei Oligo-Anurie, wenn die Azotämie vor der Mannitinfusion bereits über 200 mg% lag (Abb. 4). Dagegen war eine deutliche Diuresesteigerung bei Patienten mit noch erhaltener Diurese durch Mannit auch dann zu erzielen, wenn die Azotämie bei der Aufnahme bereits

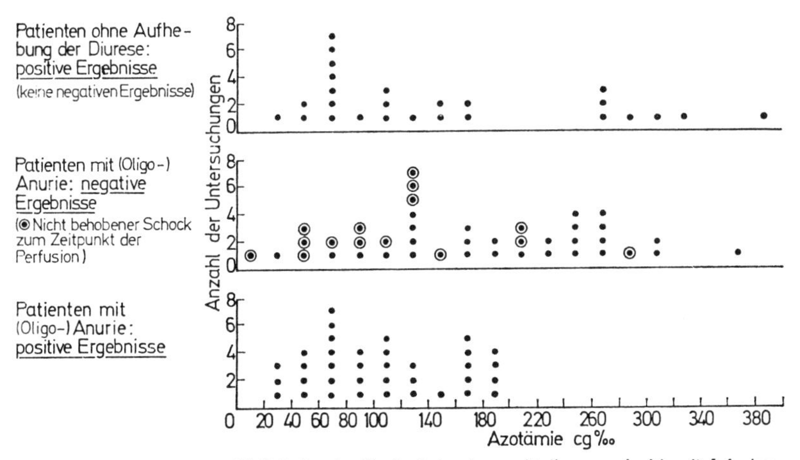

Einfluß des Azotämie-Spiegels unmittelbar vor der Mannit-Infusion

Abb. 4

mehr als 200 mg% betrug. Dabei ist in Betracht zu ziehen, daß die durch Harnstoff induzierte osmotische Diurese bei den letztgenannten Fällen bereits vor Verabreichung des Mannits eine gewisse Auslese zwischen den günstig und den ungünstig reagierenden Fällen bewirkt hat. Keine Beziehung fand sich zwischen dem Resultat der Mannitbehandlung und den initialen Werten der Serumelektrolyte, des Hämatokrit und des Blut-pH. Eine allgemeine Überwässerung ist immerhin ein Faktor, welcher die Mannitbehandlung durch mögliche Nebenwirkungen belastet und somit ihre Indikation einschränkt.

Mannitbehandlung und Dialysetherapie

Es ist eine schwierig zu beantwortende Frage, ob die frühzeitige Mannitbehandlung in den günstig reagierenden Fällen tatsächlich zu einer Einsparung an Dialysebehandlungen führt. Dies ist um so schwieriger zu beurteilen, als eine ohne Mannit behandelte Kontrollgruppe nicht zur Verfügung stand. Insgesamt besteht jedoch der Eindruck, daß die auf die

Mannit günstig reagierenden Patienten in vielen Fällen ohne Dialysebehandlung auskamen und daß sie bei Notwendigkeit einer Dialysebehandlung mit weniger häufigen Dialysen behandelt werden konnten. Freilich ist zu bedenken, daß die nicht günstig auf Mannit reagierenden Patienten gerade diejenigen sind, bei denen eine extrakorporale Dialysebehandlung wegen häufig zu später Einweisung oder ungenügend behandeltem Schock bzw. bei besonders schwerem Grundleiden eine dringende Dialysebehandlung benötigen. Ebenso wirken sich begünstigende Faktoren, d. h. weniger schwere Auslösungsursachen, rasche und ausreichende Schockbehandlung und frühzeitige Krankenhauseinweisung parallel auf ein günstiges Ansprechen auf Mannit wie auch auf eine häufig entbehrliche Dialysebehandlung aus. Ohne Zweifel erleichtert eine Diuresesteigerung durch Mannit die Vermeidung einer Überwässerung und die Behebung der Acidose, so daß auch auf diesem Weg die Dialysebehandlung im Einzelfall umgangen werden kann.

Wirkung der Mannittherapie auf Plasma- und Urinelektrolyte

1. Natrium

Die in Abbildung 1 schematisch dargestellte Mannitwirkung läßt folgende Effekte bei den behandelten Patienten erwarten: Wenn eine Diuresesteigerung nach Mannit ausbleibt, muß es zu einer cellulären Dehydratation mit Zunahme des extracellulären Flüssigkeitsraumes und Verdünnungshyponatriämie kommen; bei regelrecht ansprechender Niere ist eine erhöhte Natriurese neben einer Dehydratation des Gesamtorganismus mit Hyperosmolarität und Hypernatriämie zu erwarten. Die Zusammenstellung von 90 Patienten in Abbildung 5 zeigt, daß die Tendenz zu einer Senkung des Serumnatriumspiegels durch Hämodilution tatsächlich sowohl in den wirkungslos mit Mannit behandelten Fällen als auch nach Wiederherstellung der Diurese erkennbar ist. Allerdings lassen sich hieraus keine zu weit gehenden Schlußfolgerungen ziehen, da die Untersuchungen nur auf die ersten 24 Std beschränkt wurden und manchmal noch andere Infusionen gleichzeitig verabreicht werden mußten. In einigen anderen, in der vorliegenden Serie nicht mit berücksichtigten Fällen ließ sich jedoch feststellen, daß wiederholte Infusion von Mannit in Verbindung mit übermäßiger Flüssigkeitszufuhr trotz Anurie zu einer überwiegenden Expansion des Extracellulärraumes mit Hyponatriämie und akutem Lungenödem führte. Wird umgekehrt Mannit bei Patienten mit starker Diurese gegeben, dann kommt es infolge der verstärkten osmotischen Polyurie zu einer Dehydratation des Gesamtorganismus mit Hypernatriämie bis zum hyperosmolaren Koma.

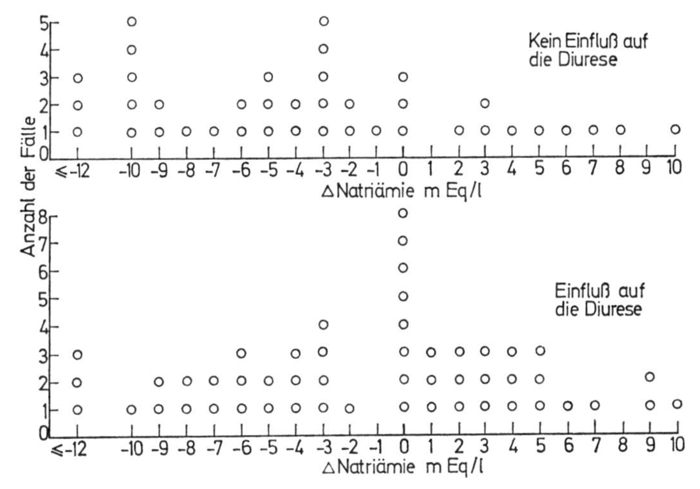

Abb. 5

2. Urinzusammensetzung

Die mittlere Diuresegröße der günstig ansprechenden Patienten betrug in den ersten 3 Tagen 995 ml/24 Std. Diese Urine enthielten im Mittel während der ersten 3 Tage 28,5 mval/24 Std Natrium, 26,0 mval/24 Std Kalium und 9,6 g/l Harnstoff. Diese Werte zeigen, daß die so erzielte Diuresesteigerung oft nicht ausreicht, um bei hyperkatabolen Fällen den gebildeten Harnstoff zu eliminieren, während gleichzeitig nicht unbeachtliche Elektrolytmengen ausgeschieden werden, so daß man einen größeren Spielraum in der Alkalisierungstherapie zur Beseitigung der Acidose erhält.

Diskussion der Ergebnisse

Daß hypertone Mannitinfusionen zur Prophylaxe eines akuten Nierenversagens geeignet sind, wurde tierexperimentell bewiesen. Es ist jedoch trotz des relativ großen Materials außerordentlich schwierig, anhand der klinischen Beobachtungen abzuschätzen, in wievielen Fällen durch hypertone Mannitinfusionen tatsächlich eine Prophylaxe des voll ausgebildeten Nierenversagens gelang, da ein klinisch verwertbares Kriterium zur Beurteilung der Schwere des Nierenschadens nicht zur Verfügung steht.

Die eigenen Erfahrungen und die Daten der Literatur sprechen jedoch dafür, daß hypertone Mannitinfusionen bei Patienten, die durch entsprechende Grundkrankheiten von einem akuten Nierenversagen bedroht sind oder zu Beginn seiner Manifestation stehen, eine befriedigende Wirkung gegen die Ausbildung einer kompletten Anurie besitzen und damit möglicherweise auch die morphologischen Veränderungen, die dem akuten Nierenversagen zugrunde liegen, günstig beeinflussen können. Ein weiterer Vorteil ist, daß die Aufrechterhaltung der Diurese und der Natriurese die Kontrolle des Wasser- und Säure-Basenhaushaltes erleichtert und in manchen Fällen auch die Zahl der notwendigen Dialysen reduziert. Je frühzeitiger die Mannitinfusion erfolgt und je rascher und konsequenter das auslösende Schockereignis behandelt wird, desto besser sind die zu erwartenden Ergebnisse. Eine mehrfache Mannitinfusion bei Ausbleiben einer Diuresesteigerung oder bei Fällen, deren Oligo-Anurie länger als 48 Std dauerte, hat sich als erfolglos erwiesen.

Die Dialysetherapie des akuten Nierenversagens

Von **A. Blumberg**

Aus der Medizinischen Klinik Kantonsspital Aarau/Schweiz
(Chefarzt: Prof. Dr. H. R. Marti)

Die bekannten pathophysiologischen Kenntnisse erlauben es nicht, das Auftreten eines akuten Nierenversagens mit Sicherheit zu verhüten. Den Möglichkeiten einer konservativen Therapie sind naturgemäß gewisse Grenzen gesetzt. Es ist deshalb nötig, eine Dialysebehandlung einzuleiten, wenn die Nierenfunktion des Patienten nicht innert nützlicher Frist spontan in Gang kommt.

Tabelle 1. *Indikation zur Dialyse-Behandlung*

Klinisch	Biochemisch
Schlechter AZ	Harnstoff-N >150 mg %
Bewußtseinsbeeinträchtigung	Kalium >7 mval/l
Nausea	(schwere Hyponatraemie <110 mVal/l
Singultus	schwere Azidose pH $<7{,}1$)
Erbrechen	
ECV ↑ („fluid lung“)	
Je schwerer Grundkrankheit, desto früher dialysieren	
Gefahr der Urämie $>$ Gefahr der Dialyse.	

Die Indikation für den Beginn einer Dialysebehandlung kann sowohl von klinischen wie von biochemischen Kriterien diktiert werden (vgl. Tab. 1). Klinische Symptome wie Beeinträchtigung des Sensorium, Erbrechen usw. müssen nicht an feste Werte des Serumchemismus gebunden sein. Andererseits ist die Dialysebehandlung angezeigt, wenn Harnstoff und/oder Kalium gewisse Grenzen übersteigen. Da letzteres den Herzrhythmus in lebensbedrohlicher Weise beeinflussen kann, stellen wir die Indikation vor allem bei katabolen Fällen relativ früh. Ausgeprägte Hyponaträmien oder Acidosen stellen bei adäquater konservativer Therapie nur sehr selten einen Grund zur Durchführung einer Dialyse dar.

Grundsätzlich soll unbedingt frühzeitig mit der Dialyse begonnen werden. Die Urämie soll nicht behandelt, sondern verhindert werden. Je schwerer krank ein Patient ist, desto früher muß er dialysiert werden. Die

Risiken der Dialyse sind wesentlich kleiner als diejenigen der Urämie. Die wesentlichsten Urämiekomplikationen (ganz abgesehen von den direkten Folgen des Nierenfunktionsausfalles) sind in Tabelle 2 zusammengestellt. Die erhöhte Blutungsneigung des Urämikers ist vor allem auf eine Störung der Plättchenfunktion zurückzuführen [1]. Die Störung der Abwehrfunktion mit vermehrter Infektanfälligkeit betrifft die cellulären immunologischen Mechanismen [2]; hinzu kommt eine experimentell belegte Beeinträchtigung der Wundheilung [3]. Nausea und Erbrechen verunmöglichen eine adäquate Ernährung. Diese Komplikationen lassen sich zum großen Teil vermeiden durch die früh einsetzende Dialyse, d. h. die sog. prophylaktische Dialyse, wie sie vor allem von TESCHAN empfohlen wurde [4] und wie sie heute von den meisten versierten Kliniken angewendet wird.

Tabelle 2. *Urämie-Komplikationen*

Blutungsneigung
Infektanfälligkeit
Schlechte Wundheilung
Mangelhafte Ernährung

Demgegenüber ist festzuhalten, daß es auch einige Situationen gibt, welche keine Indikation zur Dialyse darstellen. Wenn die Anurie als Terminalstadium eines an sich letalen Krankheitsbildes auftritt, dann ist eine Dialyse völlig sinnlos und wird den fatalen Verlauf nicht beeinflussen können (Beispiele: Anurie nach Peritonitis mit Sepsis, nach Staphylococcen-Sepsis, nach irreversiblem Kreislaufversagen).

Wo ist nun die Hämodialyse, wo die Peritonealdialyse einzusetzen? Es gibt gegen beide Verfahren einige Kontraindikationen, welche in Tabelle 3 zusammengestellt sind. Bei den meisten übrigen Situationen richtet sich die Entscheidung vor allem nach den lokalen Möglichkeiten. Wir selber bevorzugen wo immer möglich die Peritonealdialyse, ihrer Einfachheit und ihres geringen Aufwandes wegen.

Tabelle 3. *Kontraindikationen*

Hämodialyse	Peritonealdialyse
frische Magen-Darm-Blutung	ausgedehnte Adhäsionen
frische cerebrale Blutung	fortgeschrittene Gravidität
hämorrhagische Diathese	drainiertes Abdomen
(Heparinallergie M. WILLEBRAND)	(frische Bauchtraumen
	Hyperkatabolismus)

Die Technik der Hämodialyse und Peritonealdialyse ist in zahlreichen Arbeiten und Monographien eingehend beschrieben worden [5, 6, 7]. Einige Hinweise auf die von uns verwendete Methodik mögen genügen.

Für die Peritonealdialyse wird ein Stilettkatheter gebraucht, welcher unter den Kautelen der Asepsis ins Abdomen eingeführt wird. Die Spüllösung wird in Plastiksäcken zu 2 l industriell hergestellt. Sie ist kaliumfrei, wobei je nach Bedarf Kalium, Glucose und bei Infektgefährdung Ampicillin zugesetzt werden kann. Das Ein- und Auslaufen erfolgt mit Hilfe der Schwerkraft, die Bilanz durch Wägen der Säcke. Die Verweildauer der Spüllösung im Abdomen richtet sich nach den Möglichkeiten des Pflegepersonals. Je häufiger die Wechsel erfolgen, desto besser ist die Dialysanz [8]. Nach Beendigung der Dialyse, im Allgemeinen nach 36–72 Std, wird der Katheter entfernt, um nicht das Auftreten einer Peritonitis zu begünstigen. Die Technik ist denkbar einfach.

Zum Anschluß an die künstliche Niere muß ein Zugang zum Gefäß-System des Patienten geschaffen werden. Die besten Möglichkeiten dazu sind: 1. Das Einführen eines Katheters in die Vena cava, ausgehend von der Vena femoralis in der Leistengend, mit Hilfe einer Seldinger-Technik. Existiert noch eine periphere Vene, z. B. eine Armvene, so kann sie mit einer relativ dicken Kanüle punktiert und zur Zurückführung des Blutes verwendet werden. Andernfalls können von derselben Punktionsstelle aus 2 Katheter in die Vena cava eingeführt werden. 2. Das Einlegen einer arteriovenösen Kanüle im Bereich der Vorderarme oder Unterschenkel. Diese zweite Möglichkeit wird von uns bevorzugt. Das Einführen eines Katheters in die Vena femoralis erfordert ebenfalls einige Vorbereitungen und Zeit, und wegen der Thrombose- und Emboliegefahr sollte der Katheter nicht länger als zirka 2–3 Tage belassen werden – bei länger dauernder Anurie ein eindeutiger Nachteil – wogegen eine arterio-venöse Kanüle wenn nötig wochenlang benutzt werden kann. Als Cava-Katheter wird von uns ein Nylonkatheter mit einer endständigen und mehreren seitlichen Öffnungen gebraucht, der mehrmals verwendet werden kann (Hersteller: Watson-Marlow Ltd, Falmouth, England). Für den arterio-venösen Zugang werden Kanülen aus Silastic oder Silastic und Teflon in einer einfachen geraden Ausführung, welche sich in kurzer Zeit implantieren lassen, verwendet [9], (Hersteller: Quinton, Seattle, USA oder Extracorporeal Medical Specialties, Mount Laurel TWP, USA). Da eine Wiederverwendung der Kanülen möglich ist, stellen sich die Kosten nicht allzu hoch. Es können indessen durchaus auch billigere PVC-Kanülen zur Anwendung kommen, welche vielleicht etwas häufiger thrombosieren [10].

Die Entscheidung, welches Modell einer künstlichen Niere verwendet werden soll, hängt von den lokalen Möglichkeiten ab. Prinzipiell sind alle heute verwendeten Hämodialysatoren geeignet. Wir selber benutzen die

RSP-Niere mit der Ultraflo-100 Spule oder mit der Cartridge-EX-01, welche beide ein relativ kleines Volumen und eine gute Dialysanz aufweisen.

Ein schwieriges Problem kann die Heparinisierung, welche für die Durchführung der Hämodialyse unumgänglich ist, darstellen, wenn es nötig wird, sie auf die künstliche Niere zu beschränken, um den Patienten nicht einem Blutungsrisiko auszusetzen. Zur Erreichung dieses Zieles stehen prinzipiell zwei Möglichkeiten zur Verfügung:

1. Die regionale Heparinisierung. Heparin wird dem Blut am Eingang des Dialysators kontinuierlich zugesetzt und am Ausgang durch Protaminchlorid neutralisiert. Angestrebt wird dabei, daß der Patient normale, die künstliche Niere deutlich verlängerte Gerinnungszeiten aufweist, welche das Auftreten von Koagula verhindern.

2. Die kontinuierliche Heparinisierung. Es gibt Arbeiten, welche gezeigt haben, daß durch kontinuierliche Zufuhr von geringen Mengen Heparin in den arteriellen Schenkel der künstlichen Niere im Patient nur relativ niedere Heparinkonzentrationen erreicht werden, während dem im extracorporellen Kreislauf etwas höhere Spiegel eine Coagulation verhindert [11].

Die regionale Heparinisierung ist ziemlich heikel und es dauert oft längere Zeit, bis eine befriedigende Einstellung erreicht wird. Die kontinuierliche Heparinisierung ist einfacher, es scheint uns aber noch nicht gesichert, daß sie es tatsächlich gestattet, beim Patienten normale Gerinnungszeiten zu erzielen und damit Blutungsrisiken zu vermeiden. Idealerweise sollten beim Patienten die Gerinnungszeiten im Normbereich liegen, im extracorporellen Kreislauf dagegen mehr als 20 min betragen. Ein einheitliches Dosierungsschema läßt sich nicht ohne weiteres angeben, da individuelle Unterschiede eine große Rolle spielen können. Ebenfalls ist es nötig, die Heparinisierung durch gerinnungsphysiologische Messungen zu überprüfen. Exakte Methoden sind aufwendig und daher für den Routinebetrieb an den meisten Kliniken nicht anwendbar. Eine einfache Untersuchung ist die Messung der Gerinnungszeit, sei es nach einer der Modifikationen der Methode von Lee u. White [12] oder nach einer Capillarmethode [13].

Im Zusammenhang mit der Dialyse stellen sich viele Probleme medizinischer Natur, von denen lediglich drei kurz gestreift werden sollen.

Während der Dialyse, namentlich der rasch wirkenden Hämodialyse, treten oft zentralnervöse Erscheinungen, Kopfschmerzen, Nausea, Erbrechen, selten Krämpfe auf; im EEG lassen sich pathologische Veränderungen nachweisen [14]. Die Erscheinungen werden als Dialyse-Desequilibrium-Syndrom bezeichnet; sie sind auf ein Hirnödem zurückzuführen, welches – abgesehen von vorbestehender Hyperhydratation und Hypertonie – vor allem bei rascher Senkung eines eingangs sehr hohen Blutharnstoffes auftritt. Man nimmt an, daß Harnstoff relativ langsam aus dem Liquorraum bzw. dem Zentralnervensystem diffundiert, so daß ein osmotischer Gradient in Richtung Zentralnervensystem entsteht [15], eine Annahme, die allerdings experimentell nicht von allen Autoren bestätigt worden ist [16]. Am besten wird die gefährliche Form des Syndroms mit Bewußtseinsbeeinträchtigung und Krämpfen vermieden, indem man mit der Dialysebehandlung beginnt, so lange der Harnstoff nicht zu hoch ist. Außerdem kann durch Zusatz von Glucose eine hyperosmolare Spüllösung hergestellt werden, welche durch Erzeugung einer Bluthyperosmolarität das Auftreten des Syndroms verhindert [17].

Eine weitere Besonderheit im Zusammenhang mit der Dialyse betrifft die Digitalisierung: Die durch Dialyse erzeugte erwünschte Senkung des Serumkaliumspiegels kann bei digitalisierten Patienten zu bedrohlichen Arrhythmien führen. Patienten mit akutem Nierenversagen sind deshalb nur bei eindeutiger Indikation zu digitalisieren, wobei die Dosis der fehlenden Nierenfunktion anzupassen ist [18]. In den meisten Fällen ist die Vermeidung oder Beseitigung eines Extracellulärvolumenüberschusses wichtiger als die Digitalisierung.

Schließlich ist es für den behandelnden Arzt von Wichtigkeit zu wissen, wie Medikamente, vor allem die beim akuten Nierenversagen häufig notwendigen Antibiotica, durch die Dialyse eliminiert werden. Die entsprechenden Daten bezüglich der wichtigsten Antibiotica sind in Tabelle 4 und 5 zusammengestellt.

Welches ist nun die Prognose des akuten Nierenversagens? Prinzipiell kann festgehalten werden, daß bei adäquater Behandlung kein Patient an der Niereninsuffizienz an sich sterben soll, so weit es sich um eine Funktionseinbuße infolge akuter Tubulusnekrose handelt. Die Erfolge der Langzeitdialysebehandlung der chronischen Niereninsuffizienz unterstreichen diese Behauptung. Die Langzeitdialyse hat auch gezeigt, daß eine prophylaktische Dialysebehandlung nötig ist, um gute Resultate zu erzielen. Am Krankengut

Tabelle 4. *Antibiotika-Elimination durch Hämodialyse*

gut (50 % und mehr)[a]	*mäßig* (20–50 %)[a]	*schlecht* (<10 %)[a]
Sulfisoxazol	Streptomycin	Methicillin
Penicillin	Chloramphenicol	Oxacillin
Rolitetrazyclin		Ampicillin
Cephaloridin		(Chlor)Tetrazyclin
Cephalothin		Colistin
Kanamycin		Vancocin
Carbenicillin		Lincocin
INH		
Gentamycin		

[a] Senkung des Serumspiegels/Dialyse.

Tabelle 5. *Antibiotika-Elimination durch Peritoneal-Dialyse*

gut (50 % und mehr)[a]	*mäßig* (20–50 %)[a]	*schlecht* (10 %)[a]
Sulfathiazol	Methicillin	Oxacillin
Penicillin	Cephaloridin	Ampicillin
Kanamycin	Gentamycin	Chloramphenicol
Vancocin	(Colistin)	Tetrazyclin
Carbenicillin		Lincocin
Zycloserin		
INH		

[a] Senkung des Serumspiegels/Dialyse.

des akuten Nierenversagens lassen sich bindende Schlüsse in dieser Hinsicht nur schwer ziehen, weil das Patientengut sehr heterogen ist und der Schweregrad der zugewiesenen Fälle von Jahr zu Jahr stark wechselt. Im Wesentlichen wird die Prognose des akuten Nierenversagens nicht durch die Niere, sondern durch das Grundleiden bestimmt. Diese Tatsache wird belegt durch zahlreiche Behandlungsstatistiken, welche alle eine je nach Grundleiden völlig unterschiedliche Prognose aufweisen. Eine entsprechende Zusammenstellung findet sich in Tabelle 6 [19].

Tabelle 6. *Prognose der akuten Anurie infolge Tubulusnekrose*[a]

Kategorie	Mortalität (Mittel; Bereich in Klammern)	
Chirurgisch	63 %	(51–84 %)
Posttraumatisch	62 %	(42–86 %)
Nephrotoxisch	32 %	(19–44 %)
Hämolyse	28 %	(0–33 %)
Geburtshilflich	12 %	(0–24 %)
Sammelstatistik umfassend 1354 Patienten		

[a] (modifiziert nach 19)

Die guten Behandlungsresultate in den Gruppen mit benignem Grundleiden unterstreichen den Wert einer adäquaten Therapie des akuten Nierenversagens. Eine Senkung der Mortalität in Gruppen mit schlechter Prognose wird nur noch durch Verbesserung der Behandlungsmöglichkeiten des Grundleidens zu erreichen sein.

Literatur

1. EKNOYAN, G., WACKSMAN, S. J., GLUECK, H. I., WILL, J. J.: Platelet function in renal failure. New Engl. J. Med. **280**, 677 (1969).
2. SCHEURLEN, P. G., BAAKE, M., FREY, N., MOERS, P., SIEBERTH, G.: Ueber Immuninsuffizienz bei chronischen, uraemischen Nierenerkrankungen. Dtsch. med. Wschr. **94**, 17 (1969).
3. MCDERMOTT, F. T., NAYMAN, J., DE BOER, W. G. R. M.: The effect of acute renal failure upon wound healing. Ann. Surg. **168**, 142 (1968).
4. TESCHAN, P. E., O'BRIEN, T. F., BAXTER, C. R.: Prophylactic hemodialysis in treatment of acute renal failure. Ann. intern. Med. **53**, 992 (1960).
5. WETZELS, E. (Herausgeber): Haemodialyse und Peritonealdialyse. Berlin-Heidelberg-New York: Springer 1969.
6. HOELTZENBEIN, J.: Die künstliche Niere. Stuttgart: Ferdinand Enke Verlag 1969.
7. BOEN, S. T.: Peritoneal dialysis in clinical medicine. Springfield (Ill.): Ch. C. Thomas 1964.
8. MCDONALD JL., H. P.: Automatic peritoneal dialysis. Proc. Europ. Dial. Transpl. Ass. **2**, 118 (1965).
9. RAMIREZ, O., SWARTZ, C., ONESTI, G., MAILLOUSE, L., BREST, A. N.: The winged in line shunt. Trans. Amer. Soc. artif. intern. Org. **12**, 220 (1966).
10. FRITZ, K. W.: Haemodialyse. Stuttgart: Georg Thieme Verlag 1966, p. 58.
11. TOURKANTONIS, A.: Heparin concentration during hemodialysis with heparinisation by automatic infusion pump. Proc. Europ. Dial. Transpl. Ass. **2**, 257 (1965).
12. LEE, R. I., WHITE, P. D.: A clinical study of the coagulation time of blood. Amer. J. med. Sci. **145**, 495 (1923).
13. ALWALL, N.: Die aktive Therapie der Niereninsuffizienz. Dtsch. med. Wschr. **83**, 950 (1958).
14. HAMPERS, C. C., DOAK, P. B., CALLAGHAN, M. N., TYLER, H. U., MERILL, J. P.: The electroencephalogram and spinal fluid during hemodialysis. Arch. intern. Med. **118**, 340 (1966).
15. SCHEITLIN, W., HUNZIKER, A.: Die Beeinflussung des Liquorchemismus durch Haemodialyse beim uraemischen Patienten. Schweiz. med. Wschr. **92**, 673 (1962).
16. EDEL, H. H., GURLAND, H. J., RENNER, E., EIGLER, J., BUCHBORN, E.: Das Verhalten des Blut-Liquorgradienten bei Azotaemie und ihre Beeinflussung durch die Haemodialyse. Klin. Wschr. **43**, 1081 (1965).
17. DRUKKER, W., ALBERT, CHR., JUNGERIUS, N. A.: Dialysate glucose concentration and plasma osmolality during hemodialysis in acute renal failure. Proc. Europ. Dial. Transpl. Ass. **2**, 7 (1965).
18. DOHERTY, J. E., FLANINIGAN, W. F., PERKINS, W. H,. ACKMAN, G. L.: Studies with tritiated digoxin in anephric human subjects. Circulation **35**, 298 (1967).
19. LUNDING, M., STEINESS, I., HESS THAYSEN, J.: Acute renal failure due to tubular necrosis, immediate prognosis and complications. Acta med. scand. **176**, 103 (1964).

Zur prophylaktischen Diurese bei drohender Anurie

Von **P. Baum**

Ich möchte zum Thema der prophylaktischen Diurese bei drohender Anurie kurz einen Krankheitsverlauf demonstrieren.

Es handelt sich um eine 30jährige Frau, die 1 ½ Std nach Einnahme von 150 ml einer Essigessenz zu uns eingeliefert wurde und bereits in diesem Stadium das Bild einer Verbrauchskoagulopathie, einer schweren Hämolyse und einer dekompensierten metabolischen Acidose bot. Wir haben daraufhin sofort mit Infusionsdiurese begonnen, unterstützt durch Lasix. Sie sehen an der unteren Spalte, daß wir am ersten Tag 4 ½ l infundiert haben und in den nächsten Tagen, weil die Urämie sich nicht besonders ausprägte, langsam auf Normwerte zurückgingen. Dann schloß sich mit Latenz von 6 Tagen eine polyurische Phase an, die eindeutig darauf hinweist, daß doch eine tubuläre Läsion stattgefunden hat, da diese polyurische

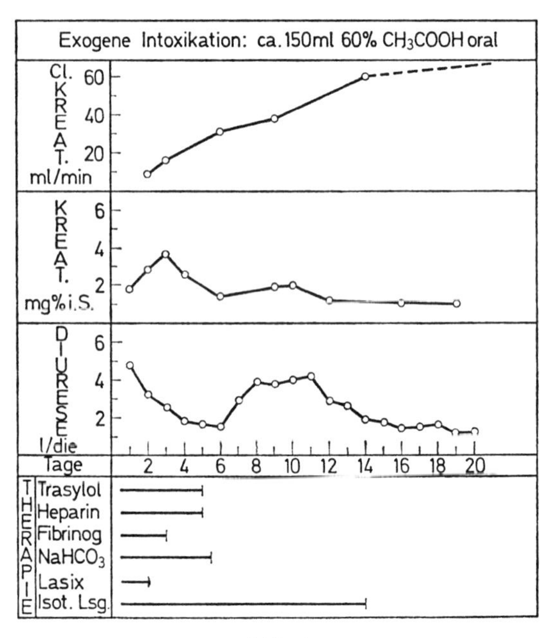

Abb. 1

Phase in keiner Hinsicht iatrogen indiziert war. Diese polyurische Phase hat sich dann im Laufe der nächsten 10 Tage wieder völlig zurückgebildet und, wie Sie an der Kreatinin clearance sehen, hat sich auch das anfänglich sehr niedrige Glomerulumfiltrat innerhalb von 12 Tagen bereits wieder auf 60 ml pro min angehoben. Es lag damit zwar noch unter dem Normwert, aber völlig ausreichend bereits wieder für eine normale Nierenfunktion. Die übrige Therapie bestand aus Trasylol, Heparin, Fibrinogen und zum Ausgleich der schweren Acidose etwa 800 mval Basen. Dieser Verlauf zeigt, daß nicht nur mit osmotischer Diurese, sondern auch mit einer überwiegenden Infusionstherapie und geringen Dosen Lasix durchaus die beginnende anurische Phase überspielt werden konnte.

Zur Intensivtherapie beim akuten Nierenversagen

Von **U. Gessler**

Aus der 4. Medizinischen Klinik der Städt. Krankenanstalten Nürnberg
(Vorstand: Prof. Dr. med. U. Gessler)

Für die Therapie des akuten Nierenversagens ist die Kenntnis der Pathogenese von Bedeutung. In der Regel besteht eine Anurie nach Beseitigung der primären Noxe – Schock, Intoxikation, Hämolyse usw. – fort. Histologisch finden sich tubuläre Veränderungen. Experimentell läßt sich zeigen, daß die Filtration stark eingeschränkt oder aufgehoben ist. Suchen wir nach einer Verbindung zwischen Tubulus als Ort der Noxe und Glomerulum als Ort der wichtigsten Funktionsstörung, so bietet sich anatomisch die

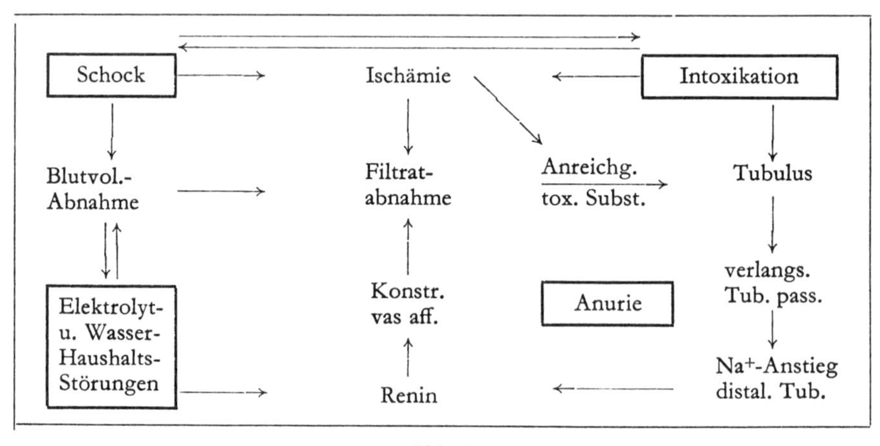

Abb. 1

Macula densa an. Derzeit diskutierte Hypothesen gehen davon aus, daß hier eine Regulation des Zuflusses zum Glomerulum z. B. durch Constriction des vas afferens erfolgt. Eine Abnahme der Filtration führt über die Verlangsamung der Tubuluspassage zu einer längeren Kontaktzeit im Tubulussystem befindlicher Noxen (Abb. 1). Während eine direkte Beeinflussung der Regulation mit Erweiterung des vas afferens derzeit nicht möglich scheint, ist eine Beschleunigung der Tubuluspassage zu erreichen. Wir verwenden Mannit oder Furosemid. Experimentell sieht man, daß unter einer Mannit-

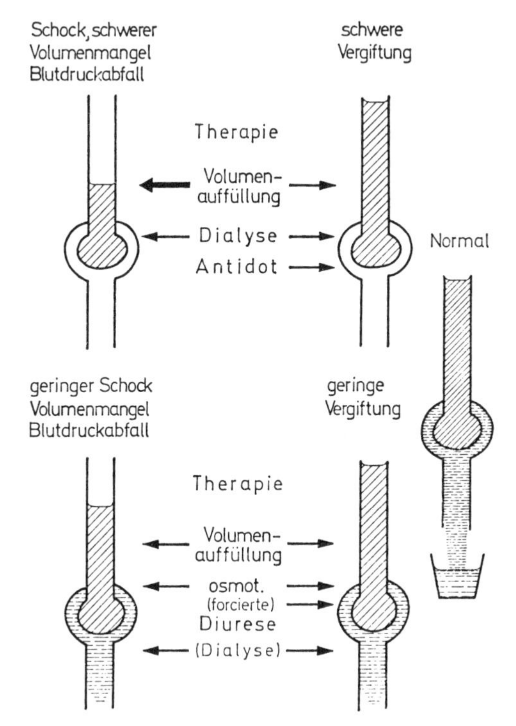
Schock, schwerer
Volumenmangel
Blutdruckabfall
schwere
Vergiftung
Therapie
Volumen-
auffüllung
Dialyse
Antidot
Normal
geringer Schock
Volumenmangel
Blutdruckabfall
geringe
Vergiftung
Therapie
Volumen-
auffüllung
osmot.
(forcierte)
Diurese
(Dialyse)

Abb. 2

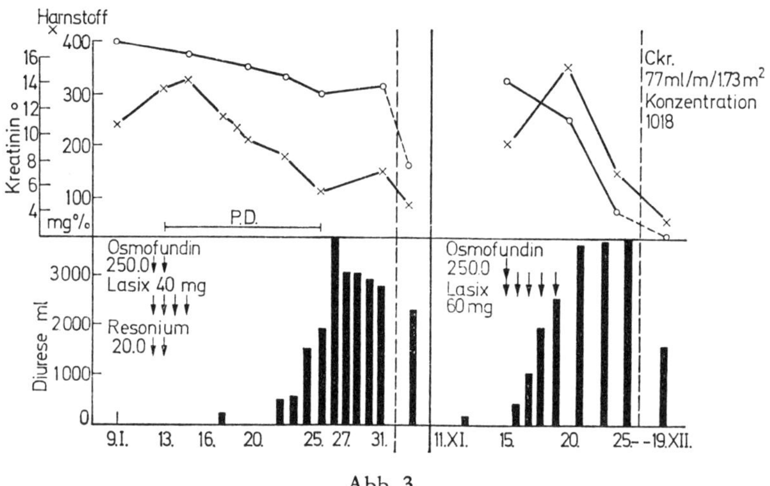
Harnstoff
Kreatinin
mg%
P.D.
Ckr.
77ml/m/1.73m²
Konzentration
1018
Osmofundin
250.0
Lasix 40 mg
Resonium
20.0
Osmofundin
250.0
Lasix
60 mg
Diurese ml
9.I.
13.
16.
20.
25.
27.
31.
11.XI.
15.
20.
25.
19.XII.

Abb. 3

behandlung auch ein geringer Anstieg des Filtrats möglich ist, während er bei Furosemid nicht eintritt. In vielen Fällen sieht man eine Abnahme der Filtration trotz Steigerung der Diurese. Abbildung 2 zeigt die Möglichkeiten, therapeutisch einzugreifen.

In seltenen Fällen haben wir Gelegenheit beim gleichen Patienten zweimal ein akutes Nierenversagen zu beobachten. Abbildung 3 zeigt ein solches Beispiel. Ein junger Mann bekam nach überreichlichem Biergenuß und fetten Speisen eine akute Pankreatitis mit akutem Nierenversagen, zum 1. Mal im Januar, zum 2. Mal im November. Im 1. Fall kam er jedoch erst am 3. Tag der Anurie zur Aufnahme, beim 2. Fall sofort nachdem sie festgestellt wurde. Die gleiche Therapie mit Mannit und Furosemid hatte beim 2. Mal Erfolg, während beim 1. Mal dialysiert werden mußte. Nach unseren Vorstellungen war bei dem ersten akuten Nierenversagen die Filtration nahezu zum Erliegen gekommen, während beim 2. Mal noch eine Restfiltration vorhanden war, die vollständig resorbiert wurde. Hier konnte eine osmotische Diurese herbeigeführt werden.

Zur Intensivbehandlung und Dialysetherapie

Von **V. Heinze**

Aus der Medizinischen Poliklinik der Universität Freiburg/Br.
(Direktor: Prof. Dr. H. Sarre)

Unter dem Eindruck der Probleme, die durch die Dialysebehandlung des chronischen Nierenversagens aufgeworfen wurden, ist die Diskussion über Probleme der Dialysetherapie des akuten Nierenversagens in den Hintergrund getreten. Manche Autoren erwarteten, daß die Letalität des akuten Nierenversagens dank der erheblich verbesserten Technik der Dialyse und durch konsequente Anwendung des Prinzips der „prophylaktischen Dialyse" in kurzer Zeit unter 20% absinken werde.

Leider sind diese Erwartungen nicht erfüllt worden. Bis vor 2 Jahren verzeichneten wir in unserem Einzugsgebiet eine Letalität des akuten Nierenversagens von 43%. Seither hat aber die Schwere des Krankheitsbilds der mit akutem Nierenversagen eingewiesenen Patienten derart zugenommen, daß die Letalitätszahlen auf über 80% angestiegen sind. Unsere Probleme sind nicht mehr die zu späte Einweisung der Patienten, die Überwässerung oder die Kaliumintoxikation. Das Leben der Patienten wird vielmehr durch das Ausmaß der Verletzungen, die Größe des operativen Eingriffs, zusätzliche pulmonale Komplikationen, das Auftreten von Koagulationsstörungen, inbesondere durch den gleichzeitigen Ausfall mehrerer Vitalfunktionen bedroht.

Demgegenüber muß betont werden, daß die Heilungschancen der Nieren selbst in praktisch allen Fällen von akutem Nierenversagen sehr gut sind. Aus der Sicht des Nephrologen sollte daher in allen Fällen von akutem Nierenversagen jede therapeutische Möglichkeit ausgeschöpft werden. Die Abbildung 1 zeigt den Behandlungsverlauf eines Patienten, bei dem die Therapie aussichtslos zu sein schien.

Der 30jährige Patient wurde wegen eines plötzlich auftretenden Querschnittsyndroms als Notfall in die Neurochirurgische Klinik eingewiesen. Ursache der Querschnittslähmung war ein spinaler Epiduralabszeß Th 6. Der Patient wurde sofort operiert. Postoperativ entwickelte sich ein akutes Nierenversagen. Der Patient wurde zunächst peritoneal dialysiert. Hinzutretende Komplikationen wie gastrointestinale Blutungen, eine Staphylokokken-Sepsis und eine zunehmende respiratorische Insuffizienz führten aber zu einem derart hyperkatabolen Zustand, daß die wirkungsvollere extrakorporale Hämodialyse eingesetzt werden mußte. Nach 3wöchiger Behandlung Übergang in die polyurische Phase und Heilung.

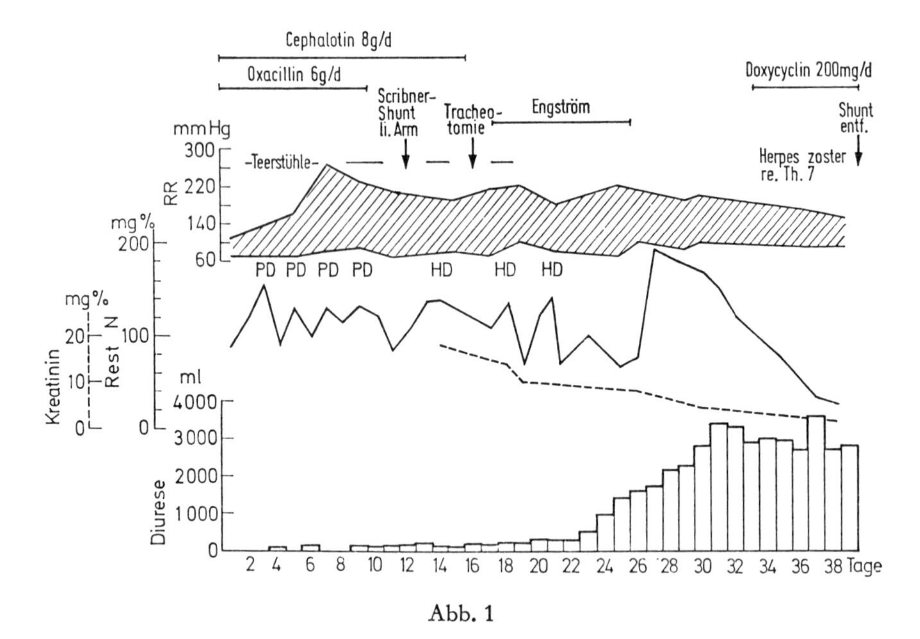
Cephalotin 8g/d
Oxacillin 6g/d
Doxycyclin 200mg/d
Scribner-Shunt li. Arm
Tracheo-tomie
Engström
Shunt entf.
Herpes zoster re. Th. 7
-Teerstühle-
mm Hg
RR
mg%
Kreatinin
Rest N
PD PD PD PD
HD HD HD
ml
Diurese
Tage

Abb. 1

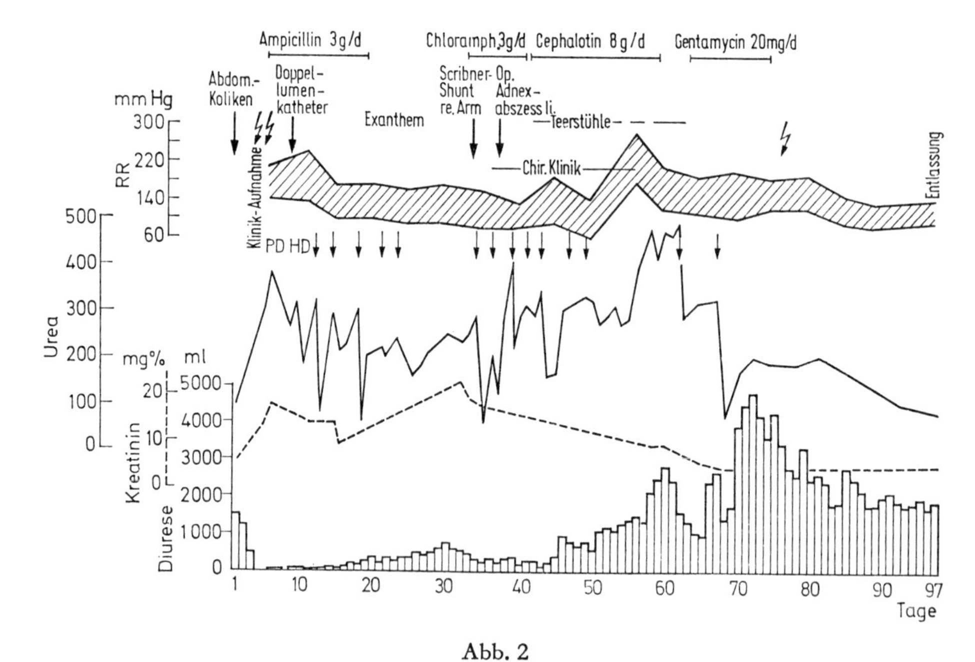
Ampicillin 3g/d
Chloramph. 3g/d
Cephalotin 8g/d
Gentamycin 20mg/d
Abdom.-Koliken
Doppel-lumen-katheter
Exanthem
Scribner-Shunt re. Arm
Op. Adnex-abszess li.
Teerstühle
Chir. Klinik
Klinik-Aufnahme
Entlassung
mm Hg
RR
PD HD
Urea
mg%
Kreatinin
ml
Diurese
Tage

Abb. 2

In diesem Fall konnte also trotz Ausfalls mehrerer Vitalfunktionen ein günstiger Behandlungserfolg erreicht werden. Dieser Erfolg wurde aber nur durch intensive Zusammenarbeit verschiedener Disziplinen – Neurochirurgie, Chirurgie, Anästhesiologie, Nephrologie – ermöglicht.

Ein weiteres Beispiel für die grundsätzlich gute Prognose des akuten Nierenversagens bietet die folgende Verlaufsbeobachtung:

Die 47jährige, bisher angeblich gesunde Patientin wurde wegen Unterbauchschmerzen unter dem Verdacht einer akuten Appendicitis in ein Krankenhaus eingewiesen. Am 2. Tag nach der Aufnahme wurde sie plötzlich oligurisch, zunehmend urämisch, lagerte Wasser ein und mußte schließlich am 3. Krankheitstag als Notfall zu uns verlegt werden. Kurz nach der Aufnahme in die Klinik krampfte sie mehrfach. Wir dialysierten zunächst peritoneal, später extrakorporal. Die Abbildung 2 zeigt zahlreiche schwere Komplikationen. Erst nach einer Oliguriedauer von fast 70 Tagen kam die Diurese wieder ingang. Es handelte sich hier übrigens um ein akutes Nierenversagen bei einer vorgeschädigten Niere (chronische Pyelonephritis).

Zusammenfassend sei noch einmal betont, daß die Schwere der Fälle von akutem Nierenversagen, die in letzter Zeit in unserem Einzugsgebiet beobachtet wurden, erheblich zugenommen hat. Dementsprechend ist die Letalität sprunghaft angestiegen, trotz verbesserter Technik der extrakorporalen und peritonealen Dialyse. Die Behandlung solcher schwerer Fälle von akutem Nierenversagen fordert eine intensive Zusammenarbeit verschiedenster Fachdisziplinen. Angesichts der ausgezeichneten Prognose des Krankheitsbildes sollten in jedem Fall von akutem Nierenversagen alle Möglichkeiten der modernen Therapie ausgenutzt werden.

Zur tubulären Schädigung beim akuten Nierenversagen

Von **J. Jahnecke**

Aus der I. Medizinischen Universitätsklinik Mainz
(Direktor: Prof. Dr. H. P. Wolff)

Daß auch beim akuten Nierenversagen des Menschen die tubuläre Schädigung am Anfang des Geschehens steht, läßt sich mit LDH-Isoenzym-Untersuchungen zeigen:

Die ubiquitär im Zellbestand des Organismus vorhandene Lactatdehydrogenase (LDH) läßt sich elektrophoretisch in 5 Isoenzym-Fraktionen aufteilen, deren prozentualer Anteil an der Gesamtaktivität art- und vor

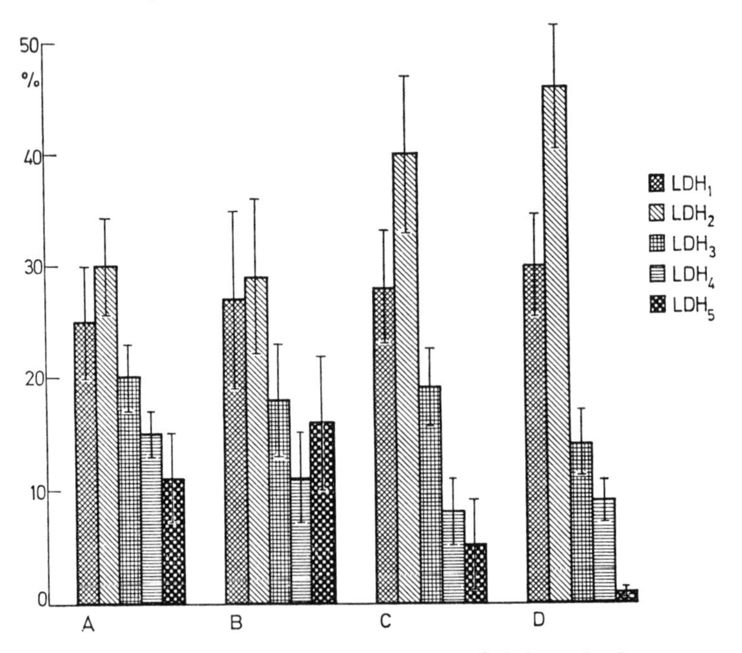

Abb. 1. Prozentuale Verteilung der LDH-Isoenzymfraktionen im Serum gesunder Kontrollpersonen (A), im Serum von Patienten mit chronischen Nierenkrankheiten (B), im Serum von Patienten mit akutem Nierenversagen (C) und in wäßrigem Extrakt aus Menschennieren (D)

allem organspezifisch ist. Wir untersuchten 20 Patienten mit akutem Nierenversagen, deren Nieren entweder bioptisch oder autoptisch untersucht werden konnten und bei denen sich keine Tubulusnekrosen fanden. Bei 18 dieser Patienten war die LDH-Gesamtaktivität erheblich erhöht. Bei allen Kranken, auch bei den 2, bei denen die Gesamtaktivität nicht (oder nicht mehr) erhöht war, fanden wir dabei eine ganz typische Veränderung des LDH-Isoenzym-Musters im Plasma, das völlig dem Verteilungsmuster entsprach, wie wir es in typischer Weise im tubulären Gewebe der Niere finden, etwa in wäßrigen Extrakten (Abb. 1). Über den Zeitpunkt dieser Fermenteinschwemmung ins Blut ließen sich Aussagen machen, als es gelang, bei einzelnen Patienten schon in der präanurischen Phase eines akuten Nierenversagens Enzymuntersuchungen durchzuführen (Abb. 2). Es zeigte sich, daß das Maximum der renalen LDH-Einschwemmung in den Kreislauf bereits vor dem Tiefpunkt der Anurie und vor dem Anstieg der harnpflichtigen Substanzen im Serum lag. Wir können mit diesen Untersuchungen die Hypothese unterstützen, daß am Anfang des akuten Nierenversagens auch beim Menschen noch vor dem Einsetzen der Anurie die tubuläre Schädigung, sei sie ischämisch oder toxisch, steht.

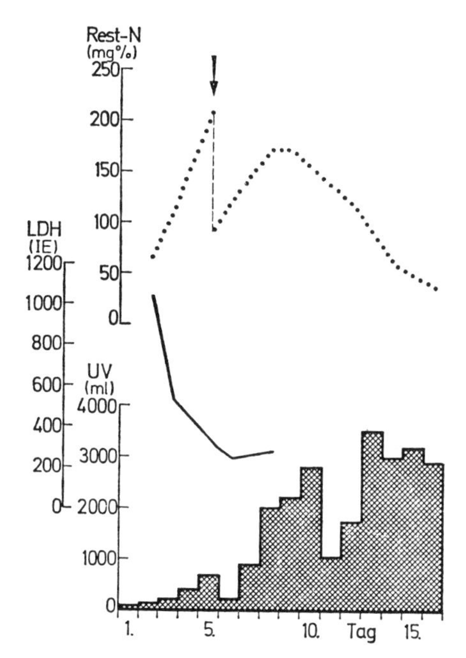

Abb. 2. Serum-LDH und Nierenfunktion eines akuten Nierenversagens nach Eklampsie bei einer 26jährigen Frau. Gerasterte Felder: Urinvolumen in 24 Std. Punktierte Linie: Rest-N (Pfeil = Hämodialyse), durchzogene Linie: LDH Gesamtaktivität im Serum

Diskussion

M. Steinhausen (Heidelberg) zu Herrn Thurau: Wenn man auch nach den vorangehenden Darstellungen geneigt ist, das Problem der Pathogenese des akuten Nierenversagens für gelöst zu betrachten, so bleibt doch leider nach wie vor eine große Unbekannte im Spiel: Nämlich die Frage nach der Art der primären Ischämie der Niere, welche derartige Schäden setzt, daß die Niere ihre Fähigkeit den Harn zu konzentrieren (bzw. eine Hypotonie im Macula densa-Bereich zu produzieren) verliert. Nur im Experiment ist diese Unbekannte ausgeschaltet: Hier wird einfach die Nierenarterie eine halbe Stunde lang abgeklemmt. Wir haben dann zwar ein Ischämiemodell (welches nebenbei bei dem hier in Frage stehenden Versuchstier Ratte nicht einmal zur Ausbildung eines akuten Nierenversagens mit Urämie führt), doch sollten wir nicht vergessen, daß im Ernstfall der Beginn des akuten Nierenversagens sicher nicht derartig aussieht. Zwar kann die Nierenoberfläche unter Nierennerven-, d. h. Nierensympathicusreizung einen kompletten Stop der Blutzirkulation zeigen, doch bleibt eine solche Ischämie höchstens einige Minuten bestehen (Steinhausen, M., H. Weidinger, H. J. Ross and G. M. Eisenbach [1]). Trotz anhaltender Reizung und nachgewiesener fortgeleiteter Erregung läßt die Vasoconstriction relativ schnell nach. In der Pathogenese des akuten Nierenversagens bleibt also auch von hier aus die erwähnte Unbekannte im Spiel.

Bleiben wir aber bei dem hier benutzten Modell der ½stündigen Nierenarterienabklemmung, dann bleibt zu prüfen, ob nicht noch eine ganze Reihe von Ischämiefolgen außerhalb des Renin-Angiotensin-Systems zu beachten sind. Wir selbst haben uns nun in der letzten Zeit mit der Frage beschäftigt, wie weit die Permeabilität der proximalen Harnkanälchen durch eine solche Ischämie verändert wird. Ausgegangen sind wir hierbei von dem Modell der Sublimatvergiftung, bei welcher mit starken Permeabilitätssteigerungen zu rechnen ist (Steinhausen, M., G. M. Eisenbach u. V. Helmstädter [2]). Diese kann man u.a. dadurch zeigen, daß man mit Hilfe der Mikropunktionstechnik ^{14}C-Inulin als Dauerinfusion in ein proximales Convolut infundiert und über den gleichseitigen und den gegenseitigen Ureter das ausgeschiedene ^{14}C-Inulin sammelt. Während man unter Kontrollbedingungen praktisch nur Inulin im Harn der infundierten Niere findet, wird unter Sublimatvergiftung soviel Inulin auch über den anderen Ureter ausgeschieden, daß man gar nicht mehr weiß, auf welcher Seite Inulin infundiert wurde. Das Überraschende ist nun, daß nach akuter

Ischämie die Verhältnisse offenbar sehr ähnlich sind: auch hier verliert das perfundierte Nephron erhebliche Mengen von Inulin. Wenn man diese Versuche betrachtet (EISENBACH, G. M., V. HELMSTÄDTER and M. STEINHAUSEN [3]), kann man zu dem Schluß kommen, daß der Organismus wahrscheinlich auch ohne Renin-Angiotensin-System vor einem Filtratverlust nach erheblicher Schädigung seines tubulären (aktiv resorbierenden) Transportsystems (z. B. nach ½stündiger Ischämie oder Sublimatvergiftung) geschützt ist, da er selbst relativ hohe Filtrate über den Umweg einer tubulären Permeabilitätszunahme zurücknehmen kann.

Literatur

1. STEINHAUSEN, M., WEIDINGER, H., ROSS, H. J., EISENBACH, G. M.: Incident-Light microscopy of the renal surface during stimulation of sympathic renal nerves. In: Progress in Nephrology. Berlin-Heidelberg-New York, Springer 1969.
2. — EISENBACH, G. M., HELMSTÄDTER, V.: Concentration of Lissamine Green in Proximal Tubles of Antidiuretic and Mercury Poisoned Rats and the Permeability of these Tubules. Pflügers Arch. ges. Physiol. **311**, 1–15 (1969).
3. EISENACH, G. M., HELMSTÄDTER, V., STEINHAUSEN, M.: Tubular Permeability under Toxic and Ischaemic Conditions (Micropuncture Studies on Rats Kidneys), IV. Internat. Congr. Nephrologie, Abstracts I, 361, Stockholm 1969.

A. Blumberg (Aarau) zu Herrn Thurau: Mich würde interessieren, wie sich Herr Prof. THURAU die Reparationsvorgänge vorstellt; wie kommt die ganze Geschichte wieder in Gang? Nachdem ja offenbar nichts mehr durch den Tubulus herunter kommt, kann auch die Natriumkonzentration keine große Rolle spielen.

Dann würde ich gerne wissen, was Sie von der Anwendung eines Antireninserums halten zur Behandlung des akuten Nierenversagens, nachdem wir ja praktisch leider immer noch nichts dagegen unternehmen können. Und dann hätte mich noch interessiert zu erfahren, wie es mit der Veränderung der Nierendurchblutung steht. Es ist ja so, daß die Nierendurchblutung nicht auf Null absinkt, aber man hat doch gezeigt, daß sie auf 30–60% abnimmt, wobei aber dann die corticale Durchblutung zugunsten der medullären abnimmt; es würde mich interessieren zu hören, worauf Sie das zurückführen?

O. Heidenreich (Aachen) zu Herrn Thurau: Darf ich noch eine Frage an Herrn THURAU stellen, die die pharmakologische Beeinflussung betrifft. Sein Konzept, daß primär die Tubuli insuffizient werden und als Schutzmechanismus dann das Glomerulumfiltrat absinkt, ist einleuchtend für die Pathophysiologie der Entstehung des akuten Nierenversagens. Worauf ich mir dann keinen Reim machen kann, ist die Pharmakotherapie, die das Nierenversagen beheben soll. Wir versuchen ja, das drohende akute Nierenversagen zu verhindern, indem wir entweder Mannit geben oder z. B. Furosemid oder Ethacrynsäure. Diese drei Diuretica würden aber genau das verstärken, was Ihrer Meinung nach die Ursache des akuten Nierenversagens ist, nämlich die tubuläre Insuffizienz. Die Natriumresorption nimmt dann weiter ab, die Natriumkonzentration im Harn steigt an. Therapeutisch erreichen wir dadurch eine Ausschwemmung, einen Anstieg des Glomerulumfiltrats und eine Diurese und sind mit dem Pharmakotherapie-Erfolg, wenn er gelingt, sehr zufrieden. Wir machen also die Tubuli mit einem Diureticum insuffizienter als sie vorher schon waren. Das paßt nicht zu Ihren Vorstellungen über die Pathogenese und sollte doch wohl diskutiert werden.

E. Buchborn (Köln) zu Herrn Thurau: Ich möchte eine kurze Frage zu dem schönen „Schlüsselfall" stellen, der Sie so begeistert hat. Leider ist es ja kein typischer Fall, da das akute Nierenversagen beim Menschen – im Gegensatz zum experimentell ausgelösten Nierenversagen bei verschiedenen Tierspecies – nur höchst selten von Anfang an polyurisch verläuft. Deshalb möchte ich fragen, ob hier nicht besondere Bedingungen vorlagen, also z. B. ob es sich um ein bestimmtes Nephrotoxin handelte, nachdem wir ja von nephrotoxischen im Gegensatz zu ischämischen Auslösungsursachen wissen, daß sie vielfach definierte Tubulusabschnitte schädigen, wobei dann auch der Macula densa-Bereich mit affiziert worden sein könnte. Oder es könnten besondere Bedingungen *vor* Auslösung des akuten Nierenversagens vorgelegen haben, die z. B. zu einer so weitgehenden Reninverarmung der Nieren führten, daß der von Ihnen beschriebene Mechanismus nicht funktionierte und so die Polyurie zustande kam.

P. Deetjen (München): In den Darstellungen von Herrn Bohle und Herrn Thurau scheinen mir Gegensätze zu liegen, die der Diskussion wert sind.

Herr Bohle hat ausdrücklich hervorgehoben, daß in Fällen von akutem Nierenversagen, in denen kein Glomerulumfiltrat mehr produziert wird, die Nierendurchblutung nur mäßig eingeschränkt oder sogar noch annähernd normal sein kann. Das läßt sich nicht in Einklang mit der Hypothese von Herrn Thurau bringen, wonach die Filtrationsverminderung im akuten Nierenversagen aufgrund einer präglomerulären Vasoconstriction verursacht sein soll. Wenn eine präglomeruläre Vasoconstriction vorliegt, dann muß nicht nur die Filtration, sondern auch die Nierendurchblutung eingeschränkt sein. Eine Filtratminderung bei nicht wesentlich eingeschränkter Durchblutung läßt sich eigentlich nur mit einer postglomerulären Vasodilatation erklären. Durch eine solche Dilatation des Vas efferens würde der effektive Filtrationsdruck, nicht aber der Widerstand im Nierenkreislauf absinken. Es wäre unter solchen Umständen verständlich, daß nur die Filtration, nicht aber gleichzeitig die Durchblutung vermindert ist.

K. Thurau (München): Herr STEINHAUSEN hat seine Diskussionsbemerkungen mit einem nicht ganz unwichtigen Satz beendet: Daß nämlich nach erheblichen Schädigungen des tubulären Transportsystems selbst noch hohe Filtrate über den Umweg einer tubulären Permeabilitätszunahme resorbiert werden können. Ich nehme an, daß es sich hierbei wirklich nur um eine Spekulation handelt und man ist gespannt auf die Befunde, die er in den nächsten Monaten sicherlich bringen wird, um die erhöhte Volumenresorption aufgrund von passiven Mechanismen in einem geschädigten Tubulus zu beweisen.

Zu Herrn Blumberg: Ein „Ingangkommen" der Filtration setzt nach diesem Modell voraus, daß intratubuläre Flüssigkeit im Macula densa-Segment vorhanden ist, deren Na-Konzentration durch eine sich wieder verbessernde Resorptionsleistung des Epithels hypoton gemacht werden kann. Ich sehe eigentlich in dieser Voraussetzung keine Schwierigkeit, weil 1. die glomeruläre Filtration im akuten Nierenversagen nicht Null ist, wie allein das – wenn auch verminderte Harnvolumen – zeigt und weil 2. die distalen Tubuli unter vielen Bedingungen selbst dann nicht kollabieren, wenn die tubuläre Strömung aufhört. Das ist allen Mikropunkteuren bekannt und hängt offenbar mit der „Steifheit" dieses Nephronsegmentes zusammen, was vermutlich auch eine Voraussetzung für die Harnströmung durch dieses Segment in der intakten Niere ist.

Die Idee, mit Antirenin die intrarenale Bildung von Angiotensin zu blockieren und dadurch das verminderte Filtrat in einer geschädigten Niere wieder zu erhöhen, beschäftigt uns so lange, wie wir am Rückkopplungsmechanismus experimentieren. Ich sehe eine prinzipielle Schwierigkeit, die die Ursache für die Wirkungslosigkeit von Antirenin sein könnte: Falls es sich um intracelluläre, enzymatische Reaktionen handelt, worauf ich im Vortrag eingegangen bin, dann müßte das Antirenin die Zellmembranen passieren können. Das ist für diese hochmolekularen Proteine primär unwahrscheinlich.

Zu Ihrer letzten Frage, weshalb die Nierendurchblutung nicht auf Null sinkt: Wenn man davon ausgeht, daß primär das Filtrat die geregelte Größe ist, dann ergibt sich folgende Situation: Durch präglomeruläre Vasoconstriction können Sie den glomerulären Capillardruck so stark erniedrigen, daß der effektive Filtrationsdruck (d. h. in erster Annäherung Glomerulumfiltrat) Null wird, dabei ist natürlich eine Durchblutung der Niere noch vorhanden, in der Größenordnung von etwa 25% der Normaldurchblutung. Zum Problem einer vorzugsweisen Vasoconstriction im corticalen Bereich gegenüber der mehr tiefen Abschnitte: Man sollte nicht davon ausgehen, daß etwa die corticale Durchblutung reduziert wird und dafür die medulläre Durchblutung um diesen Betrag zunimmt. Es handelt sich nur darum, daß die Rindendurchblutung stärker eingeschränkt sein kann als die Markdurchblutung. Diese intrarenalen Unterschiede in der Hämodynamik zeigen sich übrigens auch in der glomerulären Funktion, wie es die Untersuchung zusammen mit Herrn HORSTER über die intrarenale Verteilung der Einzelnephronfiltrate (Pflügers Archiv) zeigten.

Zu Herrn Heidenreich: Mit der Frage nach der Wirkung von Furosemid und Ethacrynsäure berühren Sie eine sehr interessante Frage: Beide Stoffe sind wohl die zur Zeit wirkungsvollsten Diuretika. Sie haben einige Gemeinsamkeiten: 1. Das Filtrat sinkt im Gegensatz zu anderen Diuretika nicht ab, oder nur viel geringer. Wahrscheinlich ist das eine der wichtigen Voraussetzungen für ihre hohe diuretische Wirkung. 2. An der Froschhaut und Krötenblase zeigen gerade diese Stoffe eine starke Herabsetzung der Ionenpermeabilität.

Man könnte nun folgenden Gedanken entwickeln: Eine Verminderung der tubulären Netto-Na-Resorption kann sowohl durch Verminderung des aktiven Transportmechanismus oder durch Herabsetzung der passiven Durchlässigkeit der Tubulusmembranen erfolgen. Eine Verminderung der Na-Permeabilität der luminalen Zellmembran der Macula densa-Zellen würde dazu führen, daß das intratubuläre Natrium nicht in gleicher Weise wie vorher intracellulär auf den Rückkopplungsmechanismus wirken kann. Eigentlich wäre das eine ähnliche Situation wie in den Versuchen von SCHNERMANN, auf die ich im Vortrag einging, in denen als Begleition zum Natrium das Sulfation in der Tubulusflüssigkeit war. Auch dadurch wird eine transmembranale Na-Wirkung auf den Rückkopplungsmechanismus vermindert. Das ist aber – wie gesagt – eine reine Arbeitshypothese und läßt sich zur Zeit gar nicht nachprüfen.

Zum Mannit: Mannit gelangt über den Filtrationsvorgang in die Tubulusflüssigkeit und kann dort nur sehr schlecht resorbiert werden, weil die Tubuluszellen weder Transportmechanismen für Mannit haben noch gut permeabel sind für diese Substanz. Da aber die aktive Na-Resorption erhalten ist, kommt es dazu, daß die Na-Konzentration in der Tubulusflüssigkeit bereits am Ende des proximalen Tubulus niedriger als im Plasma ist. Das ist eine Erscheinung, die unter normalen Bedingungen niemals auftritt und nur durch solche schlecht permeablen Substanzen zu erreichen ist. Aus diesen Gründen ist es verständlich, daß am Anfang des distalen Tubulus im Bereich der Macula densa unter Mannitdiurese die niedrigsten Na-Konzentrationen gefunden wurden. Wir haben Verminderungen bis auf 7 mEq/l gemessen. Eine Erniedrigung der Na-Konzentration, die über den

Rückkopplungsmechanismus eine Mehrdurchblutung der Niere begünstigt, setzt aber voraus, daß die Resorptionsfähigkeit der Tubulusepithelien für Natrium besonders im aufsteigenden Schenkel der Henleschen Schleife nicht völlig darniederliegt. Ist also erst einmal die Niere geschädigt, dann ist mit einer Mannitinfusion kaum ein Effekt zu erwarten. Ich glaube, diese Vorstellung deckt sich mit den Erfahrungen der Klinik: Mannit ist nur dann wirksam, wenn man es zeitig genug gibt, d. h. zu einem Zeitpunkt, wenn die Niere noch eine Resorptionskapazität in einem gewissen Maß erhalten hat.

Zu Herrn Buchborn: Ich bin auch ganz Ihrer Meinung, daß es sehr interessant gewesen wäre, wenn in dem von mir genannten Fall aus Chapel Hill aus der Arbeitsgruppe von Dr. LOUIS WELT das Renin-Angiotensin-System analysiert worden wäre. Leider war das 1964 zu einer Zeit, als die Vorstellungen über die Funktion des juxtaglomerulären Apparates und der intrarenalen Bedeutung der Angiotensinbildung gerade erst auftauchten, so daß man damals gar nicht an diese Möglichkeit dachte. Ich halte das auch ohne weiteres für eine Möglichkeit, daß in solchen Fällen an irgendeiner Stelle der enzymatischen Reaktionsabläufe ein Defekt vorliegt. Die Idee einer vorzugsweisen Schädigung eines bestimmten Tubulussegmentes sollte man natürlich auch im Auge behalten, denn wenn z. B. das Macula densa-Segment vorzugsweise geschädigt ist, könnte man auch einen solchen Zustand theoretisch erwarten.

Zu Herrn Deetjen: Ich glaube nicht, daß Herr BOHLE den Eindruck hinterlassen wollte, daß im akuten Nierenversagen, in dem kein Glomerulumfiltrat mehr produziert wird, die Nierendurchblutung grundsätzlich normal sein kann. Denn eine transplantierte Niere, die an den Unterarm des Empfängers extrakorporal vorübergehend angeschlossen ist, ist ja nun sicherlich kein akutes Nierenversagen, wie es sich normalerweise darstellt. Wie Sie ja auch wissen, kann man einen ähnlichen Zustand auch an der normalen Niere erreichen: Injiziert man in eine Nierenarterie konstant eine vasodilatierende Substanz, wie z. B Papaverin, dann erhält man eine riesige Durchblutung und das Filtrat sinkt sehr stark ab. Mit anderen Worten, es gibt viele Kombinationsmöglichkeiten zwischen Durchblutung und Filtrat, bei denen das Filtrat niedrig ist. Im akuten Nierenversagen sind jedenfalls nur Durchblutungsverminderungen (bis etwa 25% der Norm) gemessen worden und diese Befunde kann man nicht ignorieren (Tab. 1). Schließlich gibt es die Mikropunktionsmessungen der postglomerulären Capillar- und Tubulusdrucke beim experimentellen Nierenversagen. Ich bin darauf im Vortrag eingegangen und kann hier nur noch einmal wiederholen, daß alle diese Drucke erniedrigt gefunden wurden. Falls es sich generell um eine efferente Vasodilatation handeln würde, dann müßten diese postglomerulären Capillardrucke erhöht gefunden sein. Das ist aber nicht der Fall. In diesen Unterarm-Kapselnieren handelt es sich eben offenbar um einen ganz anderen Zustand als beim typischen akuten Nierenversagen. Vielleicht ist es wichtig, darauf noch einmal hinzuweisen, daß man nun nicht jede Verminderung des Glomerulumfiltrates sofort als akutes Nierenversagen bezeichnen kann.

A. Bohle (Tübingen) zu Herrn Steinhausen: Ich bin zwar nicht direkt, wohl aber indirekt angesprochen und möchte daher zunächst Herrn STEINHAUSEN antworten:

Das Modell der Sublimatnephrose halte ich nicht für ein besonders geeignetes Modell zum Studium der Pathogenese des akuten Nierenversagens. Einmal ist die Sublimatvergiftung nur höchst selten die Ursache des akuten Nierenversagens. Zum anderen findet man die für die akute Sublimatvergiftung charakteristischen segmentalen Tubulusparenchymnekrosen beim akuten Nierenversagen praktisch nie. Tubulusepithelnekrosen werden darüber hinaus beim akuten Nierenversagen, wie mein Mitarbeiter, Doz. Dr. G. E. SCHUBERT, 1967 zeigen konnte, nur selten beobachtet.

Zu Herrn Deetjen: Wir haben uns natürlich auch gefragt, ob die Ergebnisse der Durchblutungsmessungen der an die Lavenderkapsel angeschlossenen Schocknieren korrekt waren. Herr EDEL hat uns indessen versichert, daß sie auf Ihren Rat hin die Messungen wiederholt blutig durchgeführt hätten.

Zu Herrn Blumberg, zu der Frage nach der Bedeutung des Antirenins für den sog. Thurau-Mechanismus: Wenn die von uns vorgetragene Variante der Modellvorstellungen von Herrn THURAU und SCHNERMANN richtig sein sollte, so benötigen wir zum Funktionieren dieses Regelkreises kein Antirenin. Der Filtrationsprozeß kann vielmehr bei wechselnder Reninsekretion zum Erliegen kommen, wenn sich durch Einflüsse, die von der Macula densa ausgehen, die Reagibilität u.a. der Mesangiumzellen – modifizierten glatten Muskelzellen – auf Angiotensin erhöht.

E. Buchborn (Köln): Es sollte jetzt noch die Frage der Furosemidtherapie des akuten Nierenversagens behandelt werden, die ja ebenfalls zur Pharmakotherapie gehört, aber von Prof. DÉROT mangels eigener Erfahrung nicht berührt wurde. Wir wissen, daß sie praktisch wichtig sein kann, zumal wenn Mannit infolge einer vorbestehenden Überwässerung evtl. relativ kontraindiziert ist. Bisher erscheint es jedoch nicht entschieden, ob Furosemid tatsächlich eine Überlegenheit oder auch nur Gleichwertigkeit im Vergleich mit Mannit besitzt. Auch ist offen, ob man sie kombiniert oder nacheinander und in welcher Reihenfolge anwenden soll.

U. Gessler (Nürnberg): Wir benützen sowohl Furosemid als auch Etacrynsäure zur Behandlung des akuten Nierenversagens, obwohl die Filtration besonders beim Furosemid etwas kleiner wird, wie man experimentell zeigen kann. Allerdings wenden wir diese beiden Mittel zumeist an, nachdem wir zuvor Mannit gegeben haben. Wenn die beiden Maßnahmen keinen Erfolg haben wird dialysiert. Durch eine forcierte Diurese wird die Noxe im Tubulussystem vermindert, weil die Konzentration etwa toxischer Substanzen abnimmt. Die Aussicht auf Erfolg ist nur innerhalb der ersten 24 Std nach Beginn des akuten Nierenversagens einigermaßen gut, später geringer. Das stimmt mit dem überein, was vorhin gesagt wurde. *Dosierung:* Wir geben ca. 80–100 mg Furosemid oder 100–200 ml 20% Mannit.

A. Blumberg (Aarau): Ich möchte Herrn Prof. Gessler fragen, ob er nie eine Ototoxicität gesehen hat nach Etacrynsäure, wie das beschrieben worden ist beim Nierenversagen.

U. Gessler (Nürnberg): Bisher nicht, allerdings haben wir auch die Mehrzahl unserer Fälle mit Furosemid behandelt.

E. Buchborn (Köln): Die Fälle der Ototoxicität betrafen m. E. chronische Niereninsuffizienzen, bei denen Etacrynsäure über längere Zeit und in hoher Dosierung gegeben wurde. Beim akuten Nierenversagen wird man es ja höchstens 1–2mal geben, dann dialysiert man, wenn eine diuresesteigernde Wirkung ausbleibt.

N. N.: Eine Frage und zwar nach Patienten mit akutem Nierenversagen, die auf Mannit oder Furosemid angesprochen haben. Ist es berechtigt diese Patienten unter das akute Nierenversagen zu zählen? Die Letalitätszahlen sehen natürlich etwas anders aus. Es ist nicht so, daß das Patienten sind, die noch kein akutes Nierenversagen haben, sondern wie man so sagt in der funktionellen Phase eines beginnenden akuten Nierenversagens erwischt worden sind, also kein akutes Nierenversagen entwickelt haben. Ist das nicht vielleicht ein Differentialdiagnostikum noch funktioneller Störungen gegen den eigentlichen organisch fixierten Schaden des echten akuten Nierenversagens.

U. Gessler (Nürnberg): Das ist natürlich im Grunde nicht ganz zu beantworten, denn man weiß nie was aus dem Fall wird, wenn man ihn nicht behandelt hätte. Beim schweren Crush-Syndrom wissen wir, daß es in der Regel zu einer akuten Anurie führt. Ist der Patient bereits anurisch, dann würde ich meinen, warum soll man da noch um den Begriff streiten, ob das ein akutes Nierenversagen ist. Das ist vermutlich eins. Aber man kann die Filtration in diesem Fall sehr schlecht messen. Im Tierversuch, wo dies möglich ist, kann man zeigen, daß das akute Nierenversagen bei Ratten und Hunden sehr rasch beginnt, so daß die Anlaufphase bei gegebener Noxe einige Stunden bzw. bei Ratten 1–1 ½ Std beträgt, wären das vielleicht 7 oder 8 Std beim Menschen.

E. Buchborn (Köln): Eine weitere Frage ist, ob man Mannit nicht besser durch Sorbit ersetzen soll, da wirkungslos appliziertes Mannit den ECR ausweitet und zu Herzinsuffizienz mit Lungenödem oder zu Hirnödem führen kann, während Sorbit metabolisiert wird und so noch Calorien bereitstellt. Wenn diese Behauptungen zutreffen, würde Sorbit tatsächlich eine Verbesserung gegenüber Mannit darstellen.

V. Heinze (Freiburg i. Br.): Wir haben diese Frage geprüft. Der Effekt des Mannits war bei äquiosmolaren Mengen aber deutlich besser als der des Sorbits. Offenbar ist die Umsatzgeschwindigkeit des Sorbits so hoch, daß es nicht zu der entsprechenden diuresefördernden Wirkung kommt. Wir beobachteten jedenfalls eine Reihe von Patienten, deren Diurese nach negativer Antwort auf Sorbit durch Mannit wieder in Gang zu bringen war. Zudem bleibt bei der erforderlichen raschen Infusion des Sorbits das sog. Fruktose-Oberbauchsyndrom als lästige Nebenerscheinung zu beachten.

O. Heidenreich (Aachen): Ich möchte Herrn Heinze aufgrund der Ergebnisse von Hundeversuchen zustimmen. In diesen Versuchen kann man der Konzentration oder auch der Teilchenzahl nach gleiche Lösungen mit der gleichen Geschwindigkeit infundieren. Mannit wirkt dann immer stärker als Sorbit, einfach weil in den 2–3 Std, in denen die Diurese abläuft, ein beträchtlicher Prozentsatz vom Sorbit metabolisiert wird. Im Tierversuch läßt sich klar zeigen, daß man mehr Sorbit braucht, um den gleichen Effekt zu erzielen.

M. Dérot (Paris): Die ersten Beobachtungen über eine Behebung der Oligo-Anurie durch Osmotherapie wurden mit hypertonen Dextroselösungen gemacht. Mannit ist jedoch der Dextrose überlegen, weil es nicht metabolisiert wird. Dementsprechend haben hypertone Dextroseinfusionen höchstens eine geringe diuresefördernde Wirkung.

V. Heinze (Freiburg i. Br.): Ich habe mehrere Fragen an Herrn Eigler:

1. Zur Frage der Acidosebehandlung bei akutem Nierenversagen. Sie nannten ein Standardbicarbonat von 10 mval/l als Grenzwert zum Beginn einer Acidosebehandlung. Ich halte diesen Wert für zu niedrig. Im allgemeinen beginnen wir spätestens bei einem Standardbicarbonat von 15 mval/l mit Behandlungsmaßnahmen zum Ausgleich der Acidose.

2. Sagten Sie, daß Sie Trispuffer zur Behandlung der metabolischen Acidose bei akutem Nierenversagen nicht anwenden. Sie sprachen in diesem Zusammenhang von der Gefahr der Hyperkaliämie. Ich hätte gerne gewußt, worauf diese Warnung basiert.

3. Empfahlen Sie zu der Ernährung des Patienten mit akutem Nierenversagen als Calorienträger Glucose. Nun soll aber auch bei der akuten Urämie die Glucoseverwertung gestört sein. Es wäre also zu überlegen, auch andere, in dieser Situation besser metabolisierbare Calorienträger wie z. B. Sorbit oder Xylit zu verwenden.

4. Möchte ich Sie fragen, ob Sie Erfahrungen über die Anwendung von Gentamycin bei akutem Nierenversagen besitzen, vor allem ob Sie Hinweise auf eine Nephrotoxicität dieses Antibioticums beobachten konnten.

Schließlich möchte ich noch Ihre Bemerkungen zum Calcium bei akutem Nierenversagen ergänzen. Auch wir haben bei akutem Nierenversagen nie klinisch relevante Calciumverschiebungen gesehen. Es ist aber bekannt, daß sich auch bei akutem Nierenversagen in relativ kurzer Zeit eine Calciumresorptionsstörung und damit eine Hypocalcämie entwickeln kann. Dieser Befund ist diagnostisch von Bedeutung; denn die Hypocalcämie kann den elektrokardiographischen Befund einer Hyperkaliämie maskieren.

J. Eigler (Köln): Zunächst zur Acidosebehandlung und einem Serumbicarbonatspiegel von 10 mval/l. Natürlich ist das ein Grenzwert und es gibt sicher Patienten, die bereits bei höheren Werten klinische Acidosezeichen aufweisen und dann auch therapiert werden sollten. Es ist jedoch unserere Erfahrung, daß oft eine erhebliche Erniedrigung des Bicarbonats mit einem relativ guten, um nicht zu sagen unauffälligen Allgemeinbefinden des Patienten einhergeht. In solchen Fällen scheint mir eine Acidosetherapie erst bei einem Serumcarbonat in der Größenordnung von 10 mval/l notwendig; es sei denn, – wie gesagt – bereits vorher treten klinische Symptome auf.

Nun zur Frage nach dem Trispuffer. Meine Bemerkung bezog sich auf Erfahrungen in München, wo es durchprobiert und dabei festgestellt wurde, daß – offenbar durch Ionenverschiebungen – der Serumkaliumspiegel bei seiner Anwendung erhöht werden kann. Wir selbst haben – in Übereinstimmung mit anderen – eigentlich gute Erfahrungen mit der Anwendung des Natriumbicarbonats. Ich glaube, daß die dabei notwendige Zufuhr von Natrium, vor der gewarnt wird, nicht so sehr ins Gewicht fällt, weil Patienten, die selbst diese Natriummenge nicht mehr tolerieren, so schwer krank sind oder eine Acidose von so extremen Ausmaßen zeigen, daß dann immer die Indikation zu sofortiger Dialyse gegeben ist.

Hinsichtlich Ihrer Bemerkung über die Glucose als Calorienträger stimme ich Ihnen gern zu. Wegen der gestörten Utilisation beim akuten Nierenversagen sollte man sicher besser die Lävulose empfehlen. Darüber hinaus hat jeder, der solche Patienten behandelt, wohl die Erfahrung gemacht, daß die Forderung nach hochcalorischer Ernährung in einem geringen Flüssigkeitsvolumen bei parenteraler Zufuhr oft eine praktische Grenze findet. Wir haben sicher manche Patienten, bei denen, würde man das durchrechnen, die Calorienzufuhr nicht viel über 1000 Calorien pro Tag betragen hat. Meistens stellt sich schnell das Problem mit den Venen, die dauernd thrombosieren, wenn so hochprozentige Lösungen infundiert werden. Auch deshalb machen wir ausgedehnt Gebrauch von der sog. „prophylaktischen Dialyse“: Wenn man den Anfall harnpflichtiger Substanzen und damit die voraussichtlichen Dialyseintervalle abzuschätzen vermag, ist es möglich, die Diätvorschriften und die Flüssigkeitszufuhr entsprechend zu liberalisieren und damit eine calorisch ausreichende Ernährung sicherzustellen.

Zur Frage nach der möglichen Nephrotoxität des Gentamycins kann ich nur sagen, daß wir selbst bisher keine negativen Erfahrungen gemacht haben, was natürlich noch nichts beweist.

Hinsichtlich der Bedeutung der Hypocalcämie für die Diagnostik einer Hyperkaliämie kann ich Ihnen nur zustimmen.

A. Blumberg (Aarau): Ich wollte absolut nicht den Eindruck erwecken, daß wir regelmäßig Tetracycline verwenden. Ich bin im Gegenteil dafür, sie bei Nierenversagen nicht zu verwenden. Aber wir bekommen ab und zu Patienten zugewiesen, die Tetracycline trotz Niereninsuffizienz in sog. normaler Dosierung appliziert erhalten haben und dort ist es dann wichtig zu wissen, wie gut dialysabel diese Substanzen sind. Wir setzen Tetracycline nicht der Peritonealflüssigkeit zu, weil sie ins Blut diffundieren und toxische Blutspiegel erzeugen können, und wir verabreichen sie auch weder peroral noch parenteral beim akuten und beim chronischen Nierenversagen. Wir applizieren andere Antibiotica.

Summary

The papers summarized here were presented at the *symposium on intensive therapy in circulatory and renal failure*, held in Mainz on September 26th and 27th, 1969.

In the section, "Intensive therapy in acute failure", K. Thurau stated that the decrease of glomerular filtrate in renal failure is caused by constriction of the glomerular arterioles. This fact is interpreted as a sign of adaptation in a damaged kidney. The decreased filtration rate occurs when the tubular cells are damaged so they cannot actively resorb the normal glomerular filtrate. An increase in urine output together with large amounts of osmoregulatory substances is observed when there is no decrease of filtrate, despite tubular damage. The reduction of filtrate has to be understood as a mechanism for sparing volume and sodium. The intrarenal formation and the action of angiotensin are mentioned. The morphologic changes of the kidney in acute renal failure were reported by A. Bohle and compared to postmortem changes. Tubular insufficiency is said to be the cause of renal dysfunction. The aim of conservative treatment of acute renal failure consists, according to J. Eigler, in reconciling or compensating for the renal functions: exact balance in the administration of water and electrolytes, control of the acid-base ratio, and low protein, high-calorie intake. Moderately increased serum-potassium levels are an indication for the use of resonium, but in cases with an acute increase hemodialysis has to be carried out immediately. The reduced excretion of certain drugs has to be kept in mind. M. Dérot et al. presented their experiences with the administration of mannitol in the therapy of acute renal failure. The treatment was effective in the phase of impending or beginning renal failure. Adequate management of shock and its complications is mandatory. A. Blumberg stressed the importance of early hemodialysis before the occurrence of uremic syndromes. The techniques of hemodialysis and peritoneal dialysis are described. Problems of dialysis – disequilibrium, digitalis administration and antibiotic therapy were discussed.

In connection with the problems of acute renal failure, Baum reported a case of acetic acid poisoning and emphasized the effect of adequate infusion-therapy with normotonic solutions and furosemide medication. Gessler advocated the use of mannitol and furosemide in cases with minimal glomerular filtration. Heinze noted a marked increase in mortality despite improved treatment of acute renal failure. He thought there was a need for intensive contacts between departments so that therapy could be started in time. According to JAHNECKE the LDH activity is increased in the interstitial phase of the disease. Changes in LDH- isoenzyme pattern in plasma correlate with the pattern in the tubular tissue of the kidney.

The following took part in the discussion: BLUMBERG, BOHLE, BUCHBORN, DEETJEN, DÉROT, EIGLER, GESSLER, HEIDENREICH, HEINZE, STEINHAUSEN, THURAU. This discussion centered on the mechanism of renal failure and the pharmacology of mannitol, furosemide and ethacrynic acid.

STEINHAUSEN mentioned that animal experiments suggest that the organism is probably protected from loss of filtrate even without the renin-angiotensin system, since a relatively copious filtrate can be resorbed by increased tubular permeability. THURAU answered questions concerning the concept that damaged tubular cells cause glomerular vasoconstriction and lowered filtration rates. The recovery of the damaged kidney, the use of anti-renin, the hemodynamics and the possible pharmacological actions of furosemide and mannitol are covered. The better diuretic effect of mannitol as compared to sorbitol is discussed. The treatment of acidosis, calorie intake and the use of tetracycline were also mentioned.

Erschienene Bände:

---

1 Resuscitation Controversial Aspects. Chairman and Editor: Peter Safar. DM 10,—
2 Hypnosis in Anaesthesiology. Chairman and Editor: Jean Lassner. DM 8,50
3 Schock und Plasmaexpander. Herausgegeben von K. Horatz und R. Frey. Vergriffen.
4 Die intravenöse Kurznarkose mit dem neuen Phenoxyessigsäurederivat Propanidid (Epontol®). Herausgegeben von K. Horatz, R. Frey und M. Zindler. DM 21,—
5 Infusionsprobleme in der Chirurgie. Unter dem Vorsitz von M. Allgöwer. Leiter und Herausgeber: U. F. Gruber. DM 7,20
6 Parenterale Ernährung. Herausgegeben von K. Lang, R. Frey und M. Halmágyi. DM 19,60
7 Grundlagen und Ergebnisse der Venendruckmessung zur Prüfung des zirkulierenden Blutvolumens. Von V. Feurstein. DM 9,60
8 Third World Congress of Anaesthesiology. DM 24,—
9 Die Neuroleptanalgesie. Herausgegeben von W. F. Henschel. DM 36,—
10 Auswirkungen der Atemtechnik auf den Kreislauf. Von R. Schorer. DM 14,—
11 Der Elektrolytstoffwechsel von Hirngewebe und seine Beeinflussung durch Narkotica. Von W. Klaus. DM 19,80
12 Sauerstoffversorgung und Säure-Basenhaushalt in tiefer Hypothermie. Von P. Lundsgaard-Hansen. DM 18,—
13 Infusionstherapie. Herausgegeben von K. Lang, R. Frey und M. Halmágyi. DM 39,60
14 Die Technik der Lokalanaesthesie. Von H. Nolte. DM 6,—
15 Anaesthesie und Notfallmedizin. Herausgegeben von K. Hutschenreuter. DM 48,—
16 Anaesthesiologische Probleme in der HNO-Heilkunde und Kieferchirurgie. Herausgegeben von K. Horatz und H. Kreuscher. DM 9,60
17 Probleme der Intensivbehandlung. Herausgegeben von K. Horatz und R. Frey. DM 19,80
18 Fortschritte der Neuroleptanalgesie. Herausgegeben von M. Gemperle. DM 19,80
19 Örtliche Betäubung: Plexus brachialis. Von Sir Robert R. Macintosh und W. W. Mushin. DM 12,—
20 Anaesthesie in der Gefäß- und Herzchirurgie. Herausgegeben von O. H. Just und M. Zindler. DM 39,60
21 Die Hirndurchblutung unter Neuroleptanaesthesie. Von H. Kreuscher. DM 19,80
22 Ateminsuffizienz. Von H. L'Allemand. DM 22,—
23 Die Geschichte der chirurgischen Anaesthesie. Von Thomas E. Keys. DM 48,—
24 Ventilation und Atemmechanik bei Säuglingen und Kleinkindern unter Narkosebedingungen. Von J. Wawersik. DM 32,—
25 Morphinartige Analgetica und ihre Antagonisten. Von Francis F. Foldes Mark Swerdlow, and Ephraim S. Siker. DM 68,—
26 Örtliche Betäubung: Kopf und Hals. Von Sir Robert R. Macintosh und M. Ostlere DM 42,—
27 Langzeitbeatmung. Von Ch. Lehmann. DM 24,—
28 Die Wiederbelebung der Atmung. Von H. Nolte. DM 8,—
29 Kontrolle der Ventilation in der Neugeborenen- und Säuglingsanaesthesie. Von U. Henneberg. DM 19,80
30 Hypoxie. Herausgegeben von R. Frey, K. Lang, M. Halmágyi und G. Thews. DM 48,—

Erschienene Bände (Fortsetzung):

31 Kohlenhydrate in der dringlichen Infusionstherapie. Herausgegeben von K. Lang, R. Frey und M. Halmágyi. DM 18,–

32 Örtliche Betäubung: Abdominal-Chirurgie. Von Sir Robert R. Macintosh und R. Bryce-Smith. DM 38,–

33 Planung, Organisation und Einrichtung von Intensivbehandlungseinheiten am Krankenhaus. Herausgegeben von H. W. Opderbecke. DM 34,–

34 Venendruckmessung. Herausgegeben von M. Allgöwer, R. Frey und M. Halmágyi. DM 24,–

35 Die Störungen des Säure-Basen-Haushaltes. Herausgegeben von V. Feurstein. DM 38,–

36 Anaesthesie und Nierenfunktion. Herausgegeben von V. Feurstein. DM 36,–

37 Anaesthesie und Kohlenhydratstoffwechsel. Herausgegeben von V. Feurstein. DM 24,–

38 Respiratorbeatmung und Oberflächenspannung in der Lunge. Von H. Benzer. DM 16,–

39 Die nasotracheale Intubation. Von M. Körner. DM 28,–

40 Ketamine. Herausgegeben von H. Kreuscher. DM 36,–

41 Über das Verhalten von Ventilation, Gasaustausch und Kreislauf bei Patienten mit normalem und gestörtem Gasaustausch unter künstlicher Totraumvergrößerung. Von O. Giebel. DM 18,–

42 Der Narkoseapparat. Von P. Schreiber. DM 19,80

43 Die Klinik des Wundstarrkrampfes im Lichte neuzeitlicher Behandlungsmethoden. Von K. Eyrich. DM 20,–

44 Der primäre Volumenersatz mit Ringerlactat. Von A. O. Tetzlaff. DM 18,–

45 Vergiftungen: Erkennung, Verhütung und Behandlung. Herausgegeben von R. Frey, M. Halmágyi, K. Lang und P. Oettel. DM 19,80

46 Veränderungen des Wasser- und Elektrolythaushaltes durch Osmotherapeutika. Von M. Halmágyi. DM 19,60

47 Anaesthesie in extremen Altersklassen. Herausgegeben von K. Hutschenreuter, K. Bihler und P. Fritsche. DM 48,–

48 Intensivtherapie bei Kreislaufversagen. Herausgegeben von S. Effert und K. Wiemers. DM 28,–

49 Intensivtherapie beim akuten Nierenversagen. Herausgegeben von E. Buchborn und O. Heidenreich. DM 24,60

50 Intensivtherapie beim septischen Schock. Herausgegeben von F. W. Ahnefeld und M. Halmágyi. DM 30,–

In Vorbereitung:

51 Einwirkungen gebräuchlicher Prämedikationsmittel auf den Bronchialwiderstand und die Atmung des Menschen. Von L. Stöcker